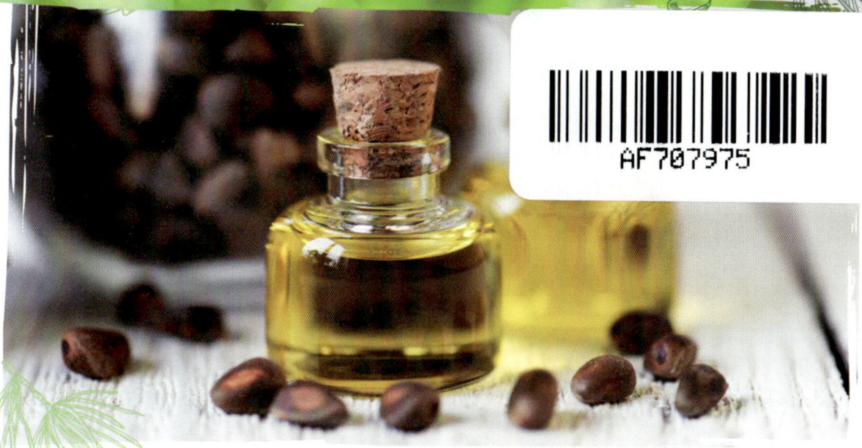

INHALT

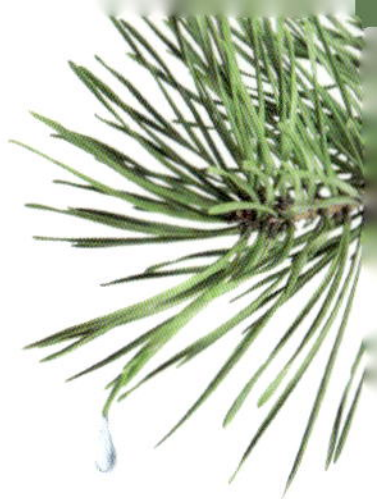

KARIN OPITZ-KREHER

Die Heilkraft der BÄUME aktivieren

Kraft und Entspannung mit den ätherischen Ölen der Bäume

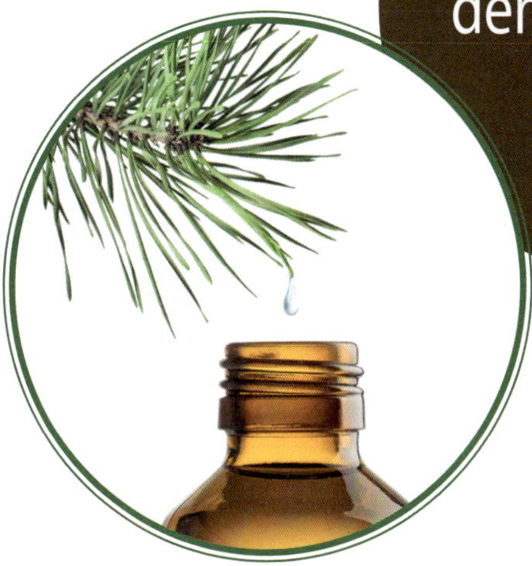

Schirner Verlag

Die Ratschläge in diesem Buch sind sorgfältig erwogen und geprüft. Sie bieten jedoch keinen Ersatz für kompetenten medizinischen Rat, sondern dienen der Begleitung und der Anregung der Selbstheilungskräfte. Alle Angaben in diesem Buch erfolgen daher ohne Gewährleistung oder Garantie seitens der Autorin oder des Verlages. Eine Haftung der Autorin bzw. des Verlages und seiner Beauftragten für Personen-, Sach- und Vermögensschäden ist ausgeschlossen.

Dieses Buch enthält Verweise zu Webseiten, auf deren Inhalte der Verlag keinen Einfluss hat. Für diese Inhalte wird seitens des Verlages keine Gewähr übernommen. Für die Inhalte der verlinkten Seiten ist stets der jeweilige Anbieter oder Betreiber der Seiten verantwortlich.

Wir verzichten auf das Einschweißen unserer Bücher – **UNSERER UMWELT ZULIEBE!**

ISBN Printausgabe 978-3-8434-1506-4
ISBN E-Book 978-3-8434-6494-9

Karin Opitz-Kreher:
Die Heilkraft der Bäume aktivieren
Kraft und Entspannung mit den ätherischen Ölen der Bäume

Umschlag: Simone Fleck, Schirner, unter Verwendung von # 1197597214 (© Anna Ok), # 1468719389 (© 100Y Design), # 2026315766 (© Olesia Bech), # 407073997 (© Anna Om) und # 606468305 (© Romolo Tavani), www.shutterstock.com
Layout: Anke Müller & Hülya Sözer, Schirner
Lektorat: Bastian Rittinghaus & Noémi Fekete, Schirner
Printed by: Ren Medien GmbH, Germany

www.schirner.com

Erweiterte Neuausgabe 2022 – 1. Auflage März 2022

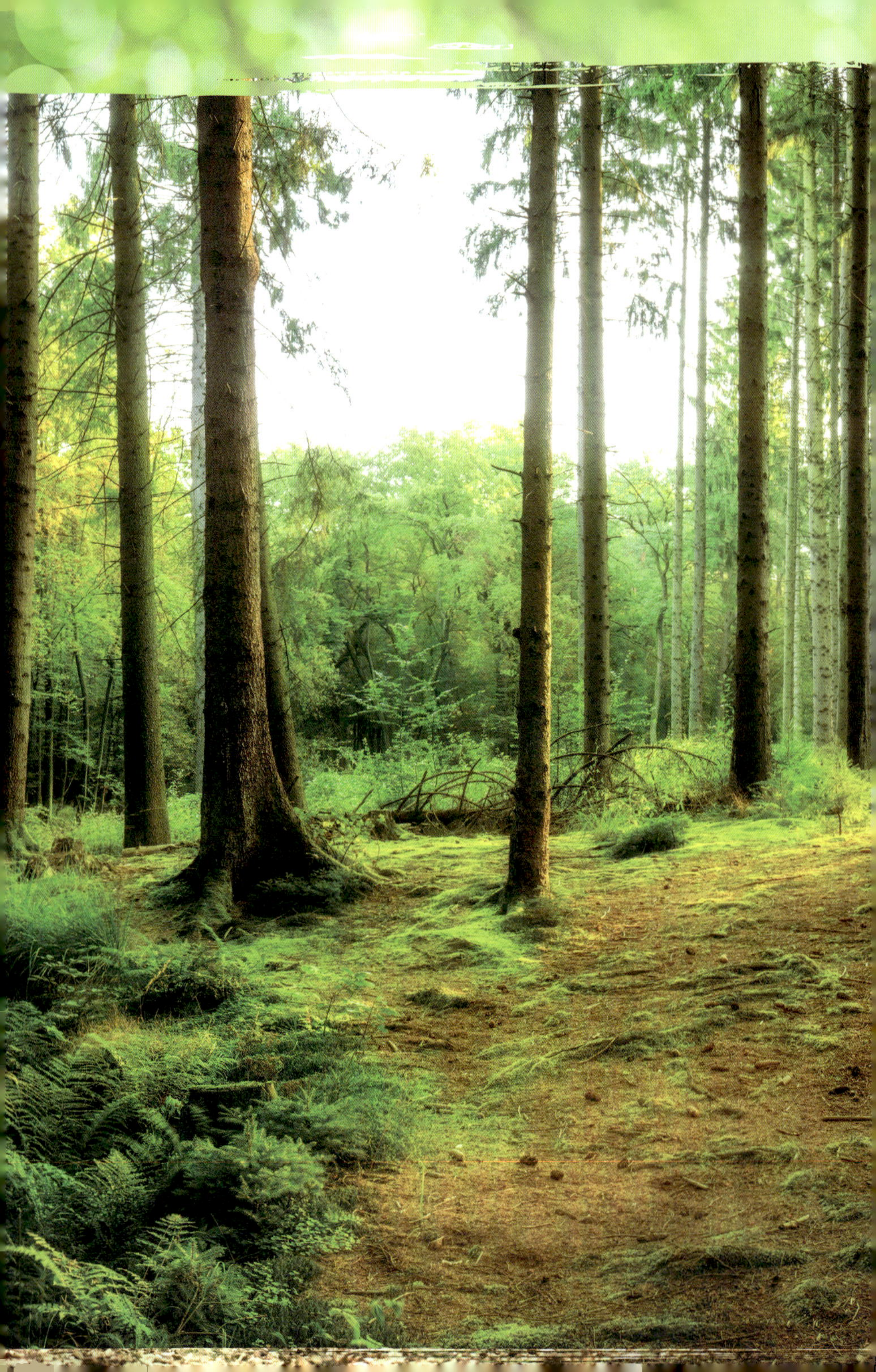

VORWORT

Ich gehe durch den Wald, spüre, wie der Waldboden unter meinen Schritten federt, lausche dem Wind, der durch die Äste rauscht, und dem Zwitschern der Vögel. Es ist eine Wohltat für meine Augen, die den ganzen Tag über auf den Computerbildschirm blicken, nun das satte Grün der Bäume und Sträucher aufzunehmen. Sie entspannen sich merklich. Sanft fallen die Sonnenstrahlen durch die Baumkronen und tauchen den Wald in ein freundliches Licht. Von Weitem höre ich das leise Plätschern eines kleinen Baches.

Ich atme die frische, würzige Luft des Waldes. Zu jeder Jahreszeit riecht er ein bisschen anders. Im Frühjahr liegt das würzige Aroma des Bärlauchs förmlich auf der Zunge, im Herbst riecht es harzig oder erdig, im Sommer holzig. Der Duft, der Klang, das Sein im Wald entspannen mich. Ich lasse alles, was mich aktuell belastet, mit dem nächsten Ausatmen los. Ich seufze und merke, wie die Alltagssorgen, die ich mit mir herumschleppe, kleiner werden, je länger ich durch den Wald wandere. Ich tanke auf, komme zur Ruhe und fühle mich verbunden mit der Natur. Ich kann hier einfach sein.

Kennen Sie auch dieses Gefühl, nach einem Waldspaziergang vollkommen erfrischt und gestärkt zu sein? In der Natur, im Wald zu sein, ist etwas, wovon die meisten merken, dass es ihnen einfach guttut.

Heutzutage verbringen wir nicht mehr viel Zeit in der Natur, geschweige denn im Wald, sondern eher in geschlossenen Räumen. Dort sind wir abgetrennt von der Energie der Erde, und da unsere Füße die meiste Zeit über in Schuhen mit isolierten Sohlen stecken, bekommen wir ihre erdenden Eigenschaften nicht ab. Tatsächlich ist bekannt, dass regelmäßiges Barfußlaufen vielen Zivilisationserkrankungen vorbeugen kann. Wir sind künstlichem Licht ausgesetzt und dadurch losgelöst vom Rhythmus der Sonne. Dies hat auch einen Einfluss auf unser Hormonsystem, besonders die Zirbeldrüse, die auf Licht reagiert. Die Luft, die wir in den Städten atmen, ist voller Abgase. Und auf dem Land ist sie oft durch das Ausbringen von Spritzmitteln oder Gülle belastet, was auch nicht viel besser ist. Das hat nichts mehr mit dem Duft eines Misthaufens zu tun, wie ich ihn aus meiner Kindheit kenne.

Neben den vielen Belastungen durch Toxine in unserem Alltag leiden wir massiv unter Stress.[1]

---

1 »Entgiften« und »Gifte vermeiden« sind die Themen meines Buches »Radikal ganzheitlich entgiften« (Schirner 2018).

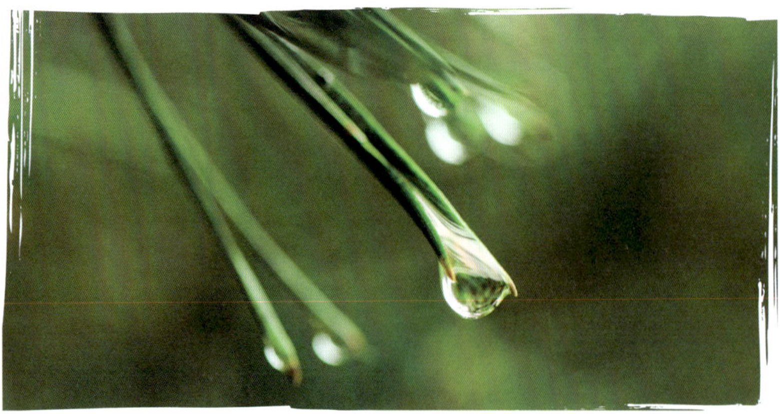

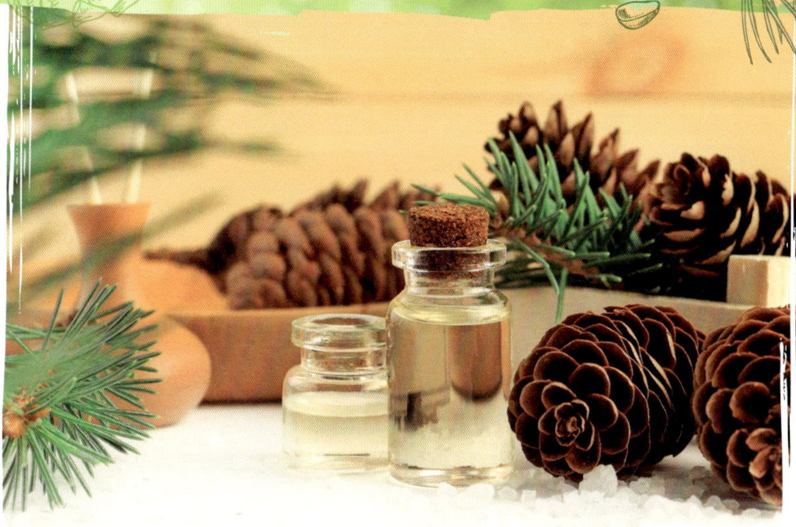

STRESS – DIE GEISSEL DER MENSCHHEIT

Was ist Stress eigentlich? Das Wort kommt aus dem Englischen und wurde ursprünglich im Bereich der Materialprüfung genutzt, um die Anspannung oder Verzerrung von Metall und Glas zu bestimmen. Der kanadisch-ungarische Mediziner Hans Selye hat diesen Begriff in den 1950er-Jahren in die Biologie übertragen. »Stress« bezeichnet nun eine Ursache für einen Zustand, der komplexe Abläufe im Körper in Gang setzt.

Hierbei ist das Nervensystem von zentraler Bedeutung. Es werden zwei Arten von Nervensystem unterschieden: das bewusste oder motorische Nervensystem und das vegetative oder autonome Nervensystem.

Das **motorische Nervensystem** ist unserem Willen unterworfen. Wir wollen z. B. einen Muskel bewegen, also gehen Impulse vom Gehirn zum Muskel, und wir können eine bestimmte Bewegung ausführen. Dieser Bereich des Nervensystems wird von der Großhirnrinde gesteuert.

Das **autonome Nervensystem** erledigt seine Arbeit ohne unser willentliches Zutun. Zu seinen Aufgaben gehören lebenswichtige Vorgänge wie die Atmung und die Verdauung. Es wird über die Wirbelsäule vom Stammhirn aus kontrolliert. In jedem Wirbelkörper ist ein Nervenaustritt, von wo aus die Impulse zu einem feinen Nervengeflecht laufen, das jedes Organ und jedes Blutgefäß umhüllt.

Das vegetative Nervensystem wird wiederum in zwei Bereiche unterschieden, die wie Gegenspieler agieren: das sympathische und das parasympathische Nervensystem. Das sympathische System ist für Aktion und Erregung zuständig, das parasympathische System für Entspannung und Regeneration.

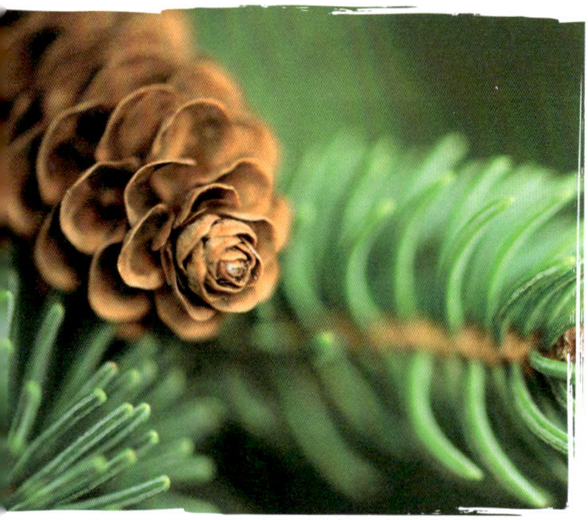

Um dies besser zu verstehen, machen wir eine kleine Zeitreise. Beamen wir uns in die Steinzeit zurück: Wir sind auf Nahrungssuche. Plötzlich hören wir ein verdächtiges Knacken, drehen uns um und sehen einen mächtigen Säbelzahntiger vor uns stehen. Diese Wahrnehmung löst einen Impuls in unserem Gehirn aus, und wir bekommen Angst.

Nun haben wir zwei Möglichkeiten – kämpfen oder fliehen. Damit unser Körper zu beidem optimal in der Lage ist, wird eine Kaskade in Gang gesetzt:

- Durch den Impuls im vegetativen Nervensystem wird die Aktivität des Sympathikus angeregt, der Körperfunktionen wie die Atmung, die Verdauung oder auch das Schwitzen und die Tätigkeit der Hormondrüsen steuert.
- Die Nebennieren schießen unmittelbar Adrenalin und Noradrenalin ins Blut.
- In der Folge davon gehen der Puls und der Blutdruck in die Höhe.

- Zucker- und Fettreserven werden aktiviert und der Muskulatur zur Verfügung gestellt.
- Die Anspannung der Muskulatur steigt an.
- Die Atmung wird beschleunigt.
- Die Hypophyse produziert das Hormon Adrenocorticotropin (ACTH) und schickt es zur Nebenniere, die daraufhin Hydrocortison abgibt, das Verdauung und Sexualfunktionen abstellt. Das Blut, das sonst für die Verdauung bereitgestellt wird, fließt nun in Arme und Beine.
- Die Arbeit im Immunsystem wird eingestellt.
- Es wird mehr Blut in die Arterien gepumpt, um den Körper besser mit Sauerstoff zu versorgen.
- Die Blutgerinnung ist optimiert, um bei etwaigen Verletzungen eine Wunde schneller schließen zu können.

Der Körper macht sich also in kürzester Zeit bereit, sich zu verteidigen oder zu fliehen – fast wie in den »Transformer«-Filmen. Dass es diesen ausgeklügelten Mechanismus gibt, hat der Menschheit in der Urzeit das Überleben gesichert. Die Abläufe funktionieren aber auch heute noch genau so, während unser Leben ganz anders aussieht. Daher können sie uns zum Verhängnis werden.

Der »moderne Säbelzahntiger« hat viele Gesichter:
- der Abgabetermin, der uns im Nacken sitzt
- der Chef, der uns zum Gespräch einbestellt
- die S-Bahn, die uns vor der Nase davonfährt
- der Stau, in dem wir stehen
- die Steuererklärung, die endlich bearbeitet werden muss
- die Betreuung der pflegebedürftigen Eltern
- finanzielle Sorgen und Nöte
- drängelnde Kunden
- Streit im persönlichen Umfeld
- Mobbing
- Lärm, Hektik, Schmerz, körperliche Überanstrengung, Ärger oder Angst

Im Durchschnitt hat jeder von uns 13-mal am Tag den »Säbelzahntiger« auf dem Schoß sitzen. Die Folge davon ist, dass wir in den Kampf-oder-Flucht-Modus gehen. Können wir die frei werdende Energie dann nicht körperlich nutzen, arbeitet sie gegen uns, und Erscheinungen wie Verdauungsprobleme, Sexualfunktionsstörungen, Erschöpfung, Burn-out etc. treten ein. Das Nervensystem wird überreizt, und unsere körperliche, emotionale, mentale und seelische Gesundheit gerät in eine Schieflage.

Bekommen wir nun durch die verpasste S-Bahn einen Schreck, ist die Situation natürlich nicht lebensbedrohlich, doch das körpereigene Warnsystem ist angesprungen – es hat so etwas wie einen Fehlalarm. Passiert das einmal, beruhigen wir uns wieder. Doch wenn wir 13-mal am Tag einen Fehlalarm erleben, erschöpft das den Körper mit der Zeit. Er kann nicht unterscheiden, ob wir wirklich Todesangst haben oder eben nur in unserem Alltag gefangen sind. Und in den meisten Fällen können wir uns eben nicht körperlich abreagieren.

Noch extremer ist die Situation, wenn wir mit dem Auto im Stau stehen. Die Uhr tickt erbarmungslos, ein wichtiger Termin rückt immer näher, und wir kommen nicht voran. In den modernen Autos, die mit viel Hightech ausgestattet sind, herrscht zusätzlich viel Elektrosmog, und die Abgase der anderen Autos verbessern die Lage auch nicht. Durch die angespannte Situation entsteht Aggression unter den Verkehrsteilnehmern, doch wir sitzen es aus. Wir können ja nicht mal eben ums Auto rennen.

Über viele Stunden vor dem PC zu sitzen, ist übrigens auch nicht gesünder.[2] Durch langes Sitzen verschlechtert sich die Versorgung der Organe, manche Bereiche werden regelrecht abgeklemmt, und für die Augen ist Bildschirmarbeit eine Strapaze.[3] Daher ist es wichtig, sich Bewegungspausen zu verschaffen, z. B. zum Telefonieren aufzustehen

---

2 timesofindia.indiatimes.com/life-style/health-fitness/health-news/Warning-Sitting-is-the-new-smoking/articleshow/34691938.cms; bmcpsychiatry.biomedcentral.com/articles/10.1186/1471-244X-12-176.

3 Tipps, wie Sie die Augenvitalität trotz PC-Arbeit erhalten, finden Sie in dem Buch »Aromatherapie für die Augen«, das ich mit der Augenspezialistin Caroline Ebert geschrieben habe (Schirner 2021).

und umherzulaufen oder kleine Übungen zur Entspannung zu machen. Auch eine zügige Runde um den Block oder durch den Park, um frische Luft zu tanken, ist sinnvoll.

Ob am Lenkrad oder am Schreibtisch, wenn wir unseren Stress aussitzen und alles, was uns zur Verfügung gestellt wird, um rennen, besser atmen und körperlich agieren zu können, nicht abgerufen wird, hat das negative Folgen für unsere Gesundheit:

- Die bereitgestellten Stoffe schwimmen ungenutzt im Blut, werden in Cholesterin umgebaut und in die Gefäßwand eingelagert – es droht Arterienverkalkung.
- Durch die freigesetzten Hormone steigt das Infarktrisiko an.
- Aggression und Nervosität stimulieren die Magensäureproduktion, was zu Störungen im Magen-Darm-Bereich und zur Bildung von Geschwüren führen kann.

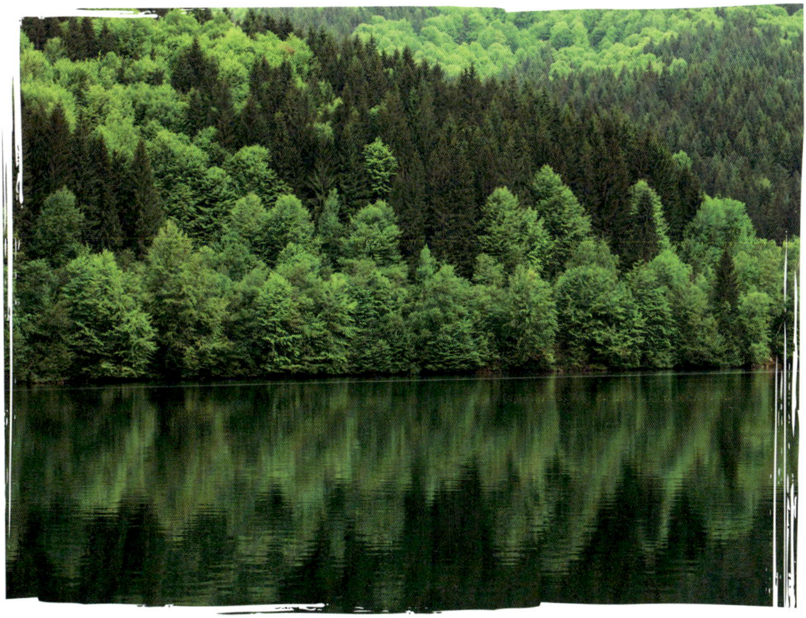

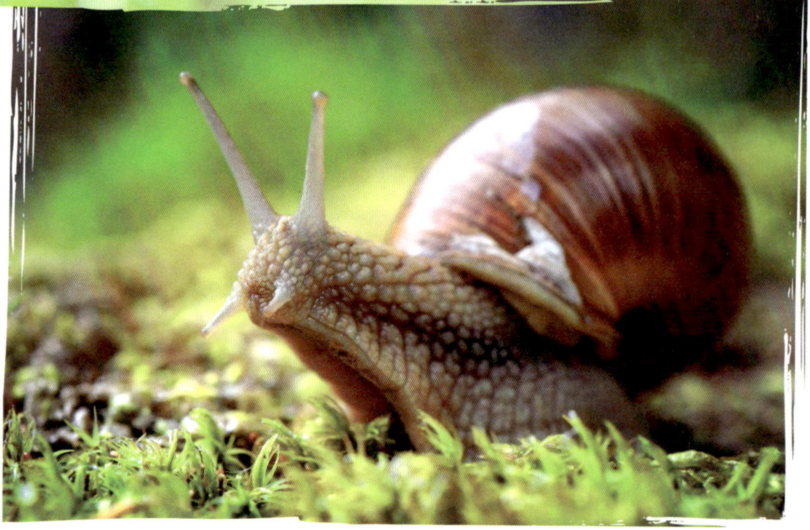

AB IN DEN **WALD!**

Eine Pflege unseres Parasympathikus ist also notwendig. Um die Anspannung des Tages verarbeiten und abbauen zu können, ist regelmäßige Bewegung sinnvoll. Dr. Olivier Wenker hat einmal in einem Vortrag gefragt, ob wir gern eine Pille hätten, die vor Krebs, Alzheimer und Diabetes schützt, die Psyche stabilisiert und das Immunsystem fördert. Genau diese Wirkungen haben täglich 30 Minuten Bewegung! Zügiges Gehen reicht schon aus, um das Hormonsystem auszubalancieren und die durch Stress und Anspannung bereitgestellten Stoffe zu verwerten. Die beste Möglichkeit ist, diese Regenerationszeit in der Natur zu verbringen. Es ist eine Wohltat, die »grünen Lungen« der Städte aufzusuchen, um dort die Mittagspause zu verbringen. Hier können die Zellen sich erholen und entspannen.

In Japan wurde schon vor Jahren der Begriff »Shinrin-yoku« geprägt, was so viel wie »Waldbaden« heißt, und in dieser Industrienation wird solch einen Aufenthalt in der Natur sogar vom Arzt verordnet.

Wissenschaftlich wurde festgestellt, dass bereits ein 15-minütiger Spaziergang im Wald oder Park

- den Blutdruck senkt,
- hilft, Stress abzubauen,
- die Konzentration verbessert,
- mehr Klarheit schenkt,
- das Immunsystem stimuliert und die Aktivität seiner Killerzellen anregt,
- die Gedanken zur Ruhe bringt und das Gehirn entspannt.

Im Jahr 2003 haben mein Mann und ich mit drei anderen begeisterten Elternpaaren einen Waldkindergarten gegründet. Uns war damals schon klar, dass der Wald ein guter Ort für Kinder ist. Mir fiel auf, dass die Kinder im Wald richtig fit waren und selten krank wurden. Als sie dann eingeschult wurden und jeden Tag im Klassenzimmer saßen, waren Erkältungen und Magen-Darm-Infektionen häufig. Im Wald läuft das Immunsystem auf einem ganz anderen Niveau. Warum ist das so?

Beim Aufenthalt im Wald atmen wir die frische Waldluft. Sie ist eine Komposition der Düfte von Bäumen, Sträuchern und Blumen – und diese stecken in den ätherischen Ölen der Pflanzen. Sie fungieren u. a. als ihr Immunsystem. Der Duft regt auch unser Immunsystem an, und es wurde nachgewiesen, dass noch Tage nach einem Waldbesuch die körpereigene Abwehr viel besser arbeitet.

Die ätherischen Öle erfüllen aber noch mehr Funktionen für die Bäume und Sträucher: Diese kommunizieren über sie miteinander und warnen sich z. B. vor Schädlingen und Fressfeinden. So können sich andere Bäume besser schützen, indem sie bestimmte ätherische Öle absondern. Die einzelnen Wirkbestandteile, die Moleküle der ätherischen Öle, sind wie Buchstaben in einem Duftalphabet. Die Schweizer Chemikerin, Biologin und Wissenschaftsjournalistin Florianne Koechlin schätzt die bisher bekannten »Duftvokabeln« auf rund 2000 aus 900 Pflanzenfamilien.[4] Das ist schon eine ziemlich differenzierte Pflanzensprache!

---

4 Clemens G. Arvay: »Der Biophilia-Effekt« (edition a 2015), S. 25.

Weitere Funktionen der ätherischen Öle sind:

- Die Pflanzen bilden ätherische Öle, um sich vor Bakterien, Pilzen, Viren und Parasiten zu schützen.
- Die ätherischen Öle können die Pflanzen auch vor Tierfraß schützen. Deswegen funktioniert es, Schafe einzusetzen, um in Lavendelfeldern das Unkraut zu beseitigen. Die Tiere rühren die Lavendelpflanzen nicht an, die einen hohen Gehalt an ätherischen Ölen aufweisen. In der Savanne gibt es eine Baumart, die, wenn eine Giraffe sich an ihren saftigen Blättern gütlich tut, ad hoc ätherische Öle produzieren kann, die bitter schmecken, sobald zu viele Blätter gefressen zu werden drohen.
- Die ätherischen Öle können auch Insekten anziehen, z. B. zum Zweck der Bestäubung oder als »Verbündete« aus der Tierwelt, um die Pflanze vor Fressfeinden zu schützen. In Afrika gibt es eine Akazienart, die Ameisen anlockt, wodurch sie nicht von Elefanten gefressen wird.
- Die ätherischen Öle sind Sonnen- und Frostschutzmittel der Bäume. Bei starker Hitze ist manchmal ein blauer Dunst über einem Wald zu erkennen. Das ist ein Nebel aus ätherischen Ölen. Bei Kälte steigt das ätherische Öl im Baum hoch, um ihn vor dem Frost zu schützen. Deswegen ist Holz, das im Winter geschlagen wurde, besonders aromatisch.
- Mithilfe der ätherischen Öle »unterhalten« sich die Bäume miteinander. Sie warnen sich gegenseitig vor Mikroorganismen und anderen Feinden. Es werden aber auch ätherische Öle produziert, um konkurrierende Pflanzen zu vertreiben.

Die ätherischen Öle sind also Kommunikationsmittel, Immunsystem und Hormonsystem der Pflanzen. Daher können sie unsere Gesundheit gut auf natürliche Weise unterstützen.

Warum die ätherischen Öle so wirken, wie sie wirken – die chemischen Bestandteile

Wenn Sie sich ein wenig auf die Chemie der ätherischen Öle einlassen, können Sie auch deren Wirkung besser verstehen. Ätherische Öle sind flüchtige Verbindungen, die von Pflanzen produziert werden. Die Anzahl von Wirkstoffen in verschiedenen Pflanzen oder Pflanzenteilen kann ganz unterschiedlich sein. Ein Öl kann aus 200–500 einzelnen Bestandteilen zusammengesetzt sein, deren synergetisches Zusammenspiel die Wirkung ausmacht.

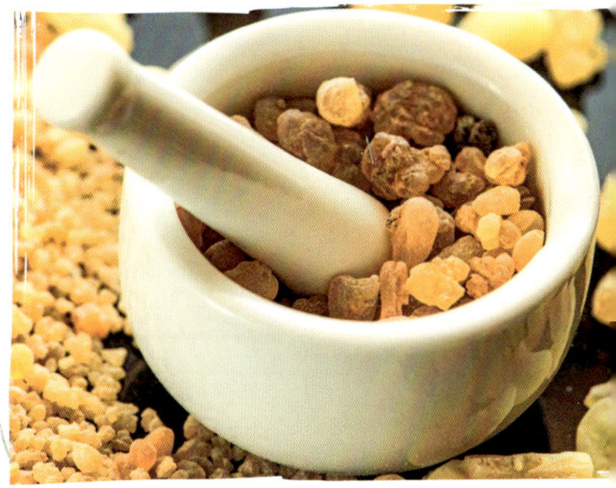

Die Wirkstoffe können wunderbar über die Haut oder die Atemwege aufgenommen werden und gelangen dann in den Blutkreislauf. Nach kurzer Zeit können sie im ganzen Körper nachgewiesen werden und gelangen bis in die Zellmembranen.

Wenn Sie die Wirkbestandteile auf einem Ölfläschchen lesen wollen, ist das fast, als müssten Sie eine neue Sprache lernen. Doch das lohnt sich, denn wenn Sie die Inhaltsstoffe auf dem Etikett kennen, können Sie Rückschlüsse auf die jeweilige Wirkung des ätherischen Öls ziehen.

Die Molekülgruppe, die am häufigsten auftritt, ist die der Terpene. Diese haben eine hormonähnliche Wirkung und beeinflussen unseren Organismus daher sehr stark. Zur Gruppe der Terpene gehören Monoterpene, Sesquiterpene, Triterpene, Ketone, Aldehyde, Ester, Monoterpenalkohole, Phenole und Oxide.

Chemisch betrachtet, bestehen **Terpene** aus Isopren:

- **Monoterpene** werden aus 2 Isopren-Molekülen gebildet.
- **Sesquiterpene** setzen sich aus 3 Isopren-Molekülen zusammen.
- **Triterpene** bestehen aus 6 Isopren-Molekülen.

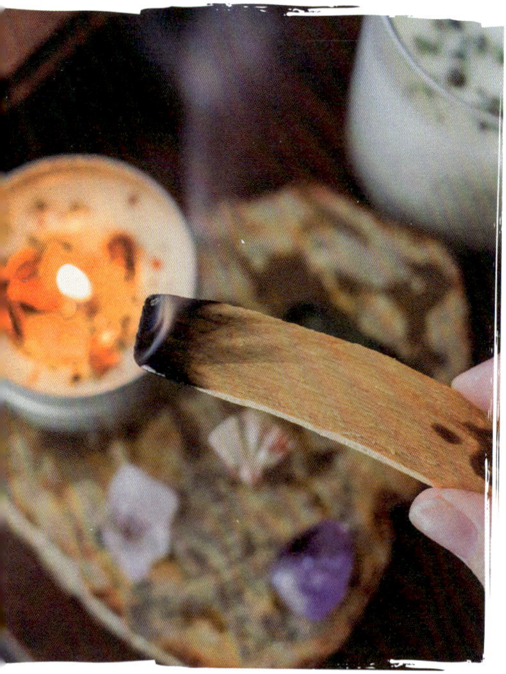

Die Mono- und Sesquiterpene machen ca 90 % der ätherischen Öle aus. Die Monoterpene sind überwiegend durchsichtige und sehr dünnflüssige, sich schnell verflüchtigende Substanzen und werden meist als erste Duftkomponente wahrgenommen. Die Sesquiterpene haben eine dunklere und festere Beschaffenheit, und ihr Duft hält länger an.

Zu den **Monoterpenen** zählen Alpha-Pinen, d-Limonen, Sabinen, Myrcen, Beta-Phellandren, Camphen und Ocimen. Die Hauptwirkung der Monoterpene ist, Zellen zu reparieren. Diese Wirkstoffe kommen vor allem in den Baumölen der **Kiefer** und **Kieferngewächse,** der **Balsamtanne,** in **Weihrauch** und **Palo Santo** vor.

Sesquiterpene helfen, schädigende Zellen zu stoppen. Durch unseren modernen Lebensstil entarten Zellen leicht, da ist es doch eine frohe Botschaft, dass »terroristische« Zellen mit ätherischen Ölen ausgebremst werden können. Es gibt ca. 10 000 Variationen von Sesquiterpenen, zu denen

z. B. Bisabolen zählt, das in **Zedernholz, Weihrauch, Sandelholz** und **Myrrhe** zu finden ist.

Sesquiterpene wirken sich günstig auf entzündliche Prozesse aus und haben eine stark ausgleichende Wirkung auf die Gefühlsebene und das Hormonsystem. Zu den Sesquiterpenen gehören Farnesol, Nerolidol, Bisabolol, Cadinen, Caryophyllen, Santalol und Cedrol.

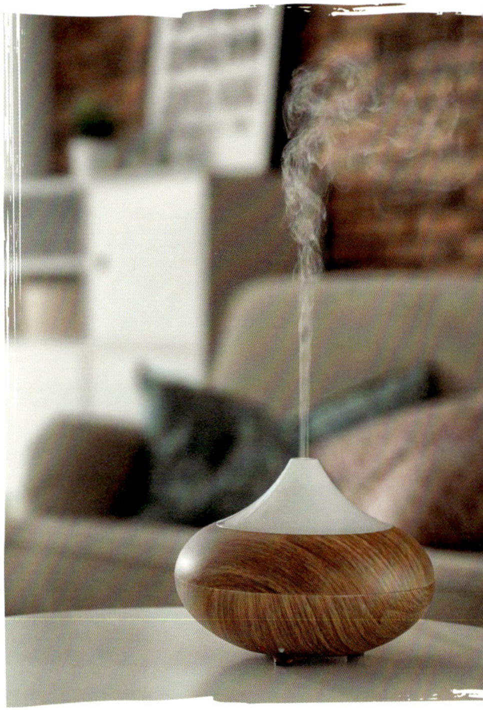

Im Stadtleben und im Alltagstrubel haben wir nun häufig nicht die Möglichkeit, mal eben zum Krafttanken in den Wald zu gehen. Dann können wir uns mithilfe der ätherischen Öle der Bäume quasi in den Wald beamen! Denn hochwertige ätherische Öle enthalten alle Wirkbestandteile der Pflanze, aus der sie extrahiert wurden.

In einem Test sollte überprüft werden, wie die Wirkung der Terpene auf den menschlichen Körper ist.[5] Die Probanden übernachteten in Hotelzimmern, und in der Hälfte der Zimmer stand ein Duftzerstäuber, über den die Luft mit Terpenen aromatisiert wurde. Am nächsten Tag wurde beiden Gruppen Blut abgenommen, und erstaunlich war, dass die Gruppe mit dem Zerstäuber im Zimmer eine wesentlich hö-

5 journals.sagepub.com/doi/pdf/10.1177/039463200902200410.

here Anzahl von natürlichen Killerzellen aufwies. Werden die Terpene eingeatmet, gelangen sie über die Lunge in den Blutkreislauf und von dort zu jeder Zelle. Da ätherische Öle die Blut-Hirn-Schranke durchdringen können, wird auch die Bildung von Hormonen gefördert. Zusätzlich regen Terpene das Immunsystem an und gleichen Blutzucker, Blutdruck und Stress aus.

Damit Sie das Wirkspektrum einzelner ätherischer Öle besser einschätzen können, führe ich bei einigen Baumölen die wichtigsten enthaltenen Moleküle und deren Wirkung auf. Die Zusammensetzung ist die beim ätherischen Öl meines bevorzugten Herstellers. Je nach Anbaugebiet, Lage, Erntezeitraum, Destillationsdauer, -temperatur und -druck kann sie sich deutlich unterscheiden und weicht bei anderen Herstellern eventuell erheblich ab. So wie Wein von Jahrgang zu Jahrgang unterschiedlich schmeckt, werden auch die Ausgangspflanzen der ätherischen Öle durch äußere Bedingungen beeinflusst: Trockenheit, Nässe, Hitze oder Kälte werden unterschiedliche Wirkstoffverhältnisse hervorbringen. Deshalb gebe ich Bandbreiten an, in denen sich die Gehalte bewegen.

Bei einigen ätherischen Baumölen finden Sie in diesem Buch auch die Hauptwirkbestandteile unterschiedlicher Fabrikate, die ich anonymisiert als Hersteller A, B, C … bezeichne, sodass Sie auf die Wirkung rückschließen können. Es kommt bei ätherischen Ölen allerdings nie auf einen einzelnen Wirkstoff an, sondern auf das Zusammenspiel verschiedener Bestandteile.

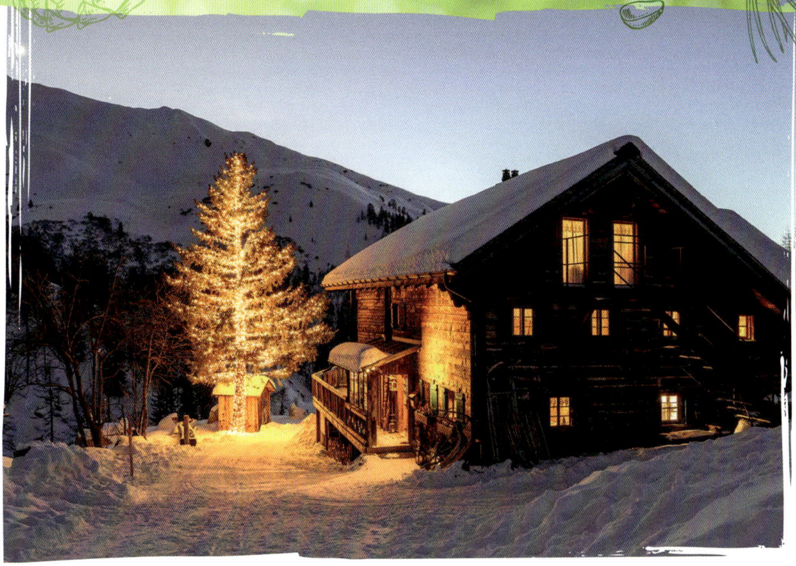

Unsere Zellen sind auf Natur gepolt

Gehen wir noch einmal zum Steinzeitmenschen. Er hielt sich vollständig in der Natur auf und zog sich nur in Höhlen zurück, um Schutz zu finden.

Später in der Entwicklungsgeschichte begann der Mensch, sich Behausungen aus organischen Materialien wie Sand, Steinen, Lehm, Leder, Fellen und Holz zu bauen.

Anorganische Baustoffe sind noch relativ neu, doch das Leben im 21. Jahrhundert findet in Stahlbeton, Glas, Polystyrolschaum, Glaswolle etc. statt. Die Düfte der Bäume können uns zu Hause oder am Arbeitsplatz unterstützen, eine besondere Wohlfühlatmosphäre herzustellen. Viele kennen dieses besondere Ambiente von Holzhäusern oder Holzhütten.

Ob es möglich ist, sich zu entspannen, Stress abzubauen, Kreativität und Muße zu entfalten, hängt stark davon ab, ob unser Reptiliengehirn, der evolutionär älteste Bereich unseres Gehirns, es zulässt. Sind wir im Alarmmodus, dann haben wir für Erholung oder Nachdenken keine Kapazität, denn unser Reptiliengehirn meint, es gehe gerade ums nackte Überleben.

Im Kulturkreis der Germanen, Kelten, Balten und Slawen war der Wald das Zuhause, er bot Nahrung und andere Materialien. Das steckt noch tief in unserer Erbinformation. Im Wald fühlen wir uns wohl und beschützt. Auch heute noch zieht es viele in den Wald, und es löst ein Glücksgefühl aus, mit einem Körbchen voller Pilze oder Beeren heimzukommen.

Unser Gehirn reagiert auf Sinnesreize. Was wir riechen, schmecken, sehen, hören und fühlen, löst unbewusst eine Stimmung in uns aus. Riechen wir nun den typischen Waldduft, fühlen wir uns unmittelbar geborgen und sicher und können uns entspannen.

Roger Ulrich führte im Jahr 1984 eine Studie durch, die besagt, dass allein der Blick auf einen Baum vom Krankenhausbett aus den Genesungsprozess nach einer Operation unterstützt.[6] Was wäre erst möglich, wenn die Patienten den Baum auch riechen könnten?

Der Wald ist nicht nur unsere »grüne Lunge«, er berührt uns auch emotional. Wahrscheinlich erschüttern deswegen Bilder von Waldrodungen so viele. 2007 wurde von Felix Finkbeiner, einem 9-jährigen Schüler, die Aufforstungsaktion »Plant for the Planet« unter dem Motto »Stop talking, start planting« ins Leben gerufen. Er hatte damals erkannt, wie dramatisch es um die Bäume steht, und nahm sich die Afrikanerin Wagari Maathai zum Vorbild, die einfach 30 Millionen Bäume gepflanzt hatte. Heute ist Felix Finkbeiner ein anerkannter internationaler Sprecher und verschreibt sich als junger Mann immer noch dieser Baumschutzaktion. Bis November 2018 wurden beeindruckende 15 Milliarden Bäume gepflanzt![7]

---

6 www.researchgate.net/publication/17043718_View_Through_a_Window_May_Influence_Recovery_from_Surgery.

7 www.plant-for-the-planet.org.

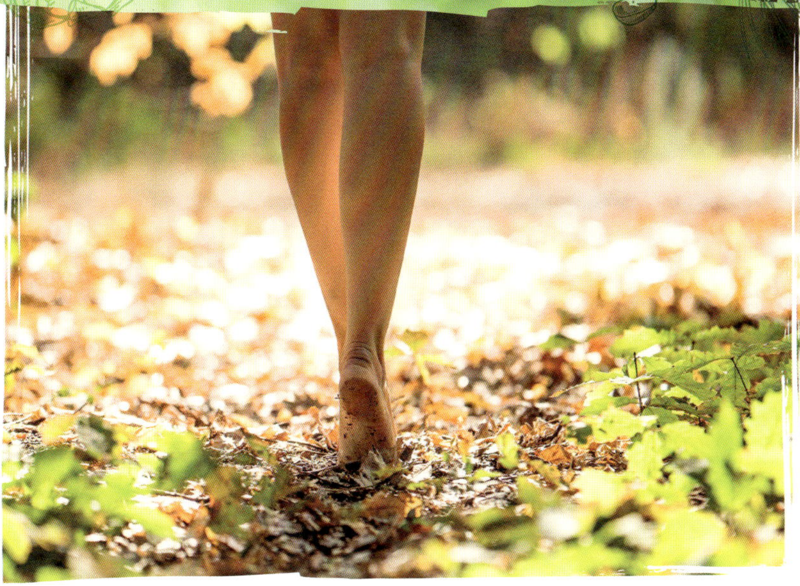

Sitzen, Sitzen, Sitzen – der Alltag heute

Viele von uns verbringen einen Großteil des Tages am Computer oder im Auto – immer im Sitzen. Bei der Arbeit muss man sich schon gezielt Bewegungspausen schaffen, will man nicht 8 Stunden in derselben Position verbringen. Und einige Fachleute sagen inzwischen, dass langes Sitzen vor dem PC genauso schädlich ist, wie eine Schachtel Zigaretten zu rauchen.[8] Um die schädigenden Wirkungen auszugleichen, sollte man sich stündlich für 5 Minuten bewegen – idealerweise an der frischen Luft. Und wenn das nicht möglich ist, nutzen Sie ein ätherisches Baumöl! Sie können ein paar Übungen machen, um den Körper zu dehnen und wieder zu vitalisieren, und dabei den würzigen Duft einatmen, um den Effekt zu unterstützen. Frisch aufgetankt geht es dann wieder ans Werk.

---

8 www.smh.com.au/business/workplace/working-in-the-office-is-as-bad-as-smoking-study-finds-20160728-gqfcjz.html.

Kleine effektive Anwendungen für mehr Schwung im Büroalltag
von Christa Opitz-Böhm, Heilpraktikerin

Mit den folgenden einfachen Übungen können Sie Ihren Körper zwischendurch in Schwung bringen und sogar Ihr Drüsensystem anregen. Das Drüsensystem ist unser Jungbrunnen, denn in ihm werden die Hormone gebildet. Leider schlafen die Drüsentätigkeiten leicht ein. Sie können die Drüsenübungen ganz einfach in den Alltag integrieren und sie z.B. im Auto an der roten Ampel oder in der Warteschlange durchführen. Kommt Ihnen das komisch vor? Die freie Zeit ist kostbar – nutzen Sie sie erfinderisch!

Am besten machen Sie die Übungen natürlich in der Natur. Wenn das nicht möglich ist, nehmen Sie einfach einen Tropfen Ihres bevorzugten ätherischen Baumöls, verreiben ihn in den Händen und schnuppern daran. Mit schwungvoller Musik macht es noch mehr Spaß. Laden Sie Ihre Kollegen einfach ein, mitzumachen, wenn Sie im Büro üben.

ÜBUNG »KNIEKICK«

- **Aktivierung der Keimdrüsen und Stärkung der Augen** (Koordinationsübungen sind gut für die Augen)
- möglich im Stehen, im Sitzen, beim Treppensteigen und in der Warteschlange

Im Stehen

Heben Sie das rechte Bein, und umfassen Sie das Knie mit der linken Hand. Strecken Sie den rechten Arm zur Seite aus. Anschließend wechseln Sie die Seite. Wiederholen Sie die Übung 10-mal.

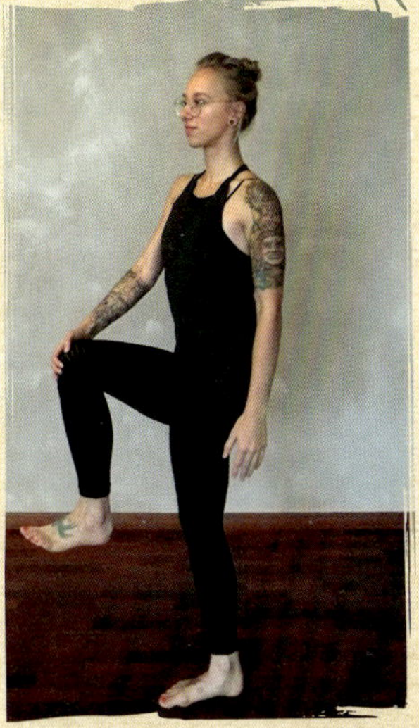

Im Sitzen

Heben Sie beide Knie an, und umfassen Sie diese mit den Händen. Stellen Sie die Füße wieder auf den Boden, und strecken Sie die Arme in Schulterhöhe zur Seite. Wiederholen Sie die Übung 10-mal.

Sie können die Knie auch abwechselnd heben und mit den gegenüberliegenden Händen umfassen.

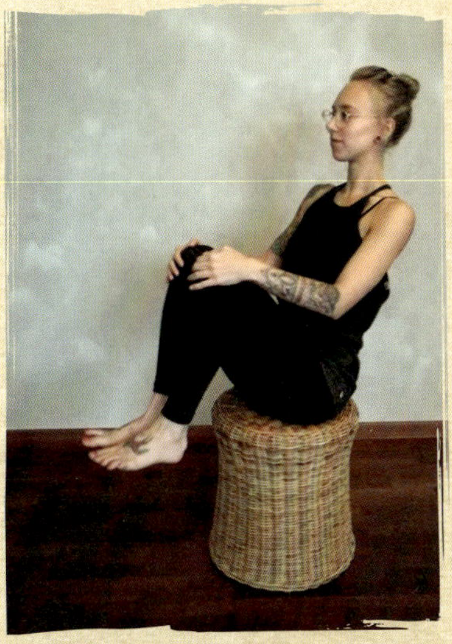

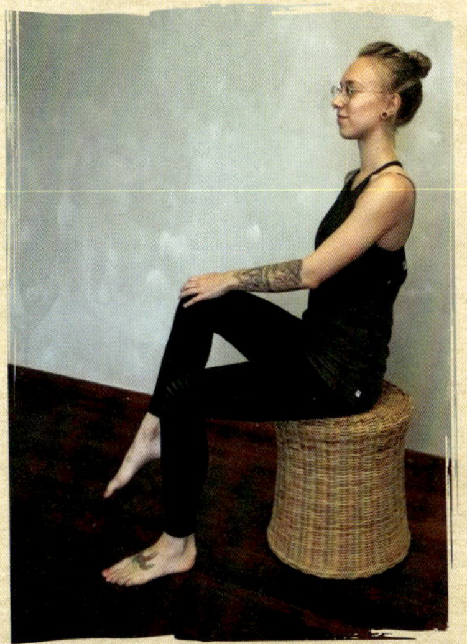

Beim Treppensteigen
Beim Treppensteigen heben Sie die Knie abwechselnd höher als üblich. Auch die Darmtätigkeit wird als angenehmer Nebeneffekt dadurch angeregt.

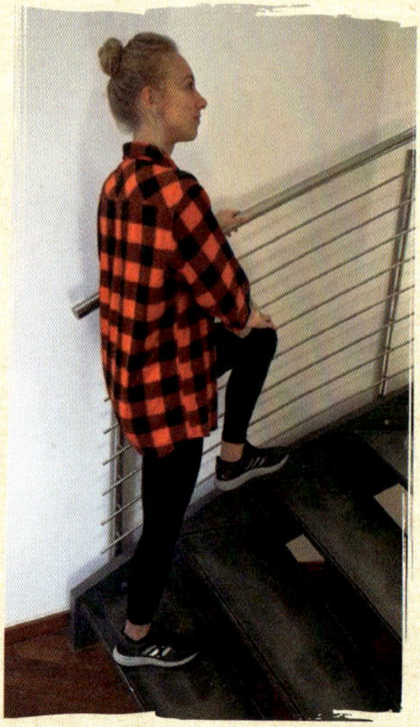

ÜBUNG »UMARMUNG«

- **Aktivierung der Bauchspeicheldrüse**
- möglich im Stehen und im Sitzen

Im Stehen
Umarmen Sie sich. Die Hände liegen über Kreuz auf Ihren Schultern. Nun drehen Sie den Oberkörper nach rechts und ziehen die Ellbogen nach oben. Nur der Oberkörper dreht sich dabei, die Hüfte bleibt starr. Sie sollten eine Dehnung in der linken Flanke (von der Hüfte bis zur Achsel) verspüren. Drehen Sie sich wieder nach vorn, und wechseln Sie die Seite. Wiederholen Sie die Übung 10-mal.

Im Sitzen
Setzen Sie sich auf einen Stuhl, und rutschen Sie etwas nach vorn, sodass Sie die Sitzbeinhöcker spüren. Die Beine sind hüftbreit geöffnet, die Füße leicht nach außen gedreht und stehen fest auf dem Boden. Nun drehen Sie den Oberkörper nach rechts, und ziehen Sie die Ellbogen nach oben. Sie soll-

ten eine Dehnung in der linken Flanke (von der Hüfte bis zur Achsel) verspüren. Drehen Sie sich wieder nach vorn, und wechseln Sie die Seite. Wiederholen Sie die Übung 10-mal.

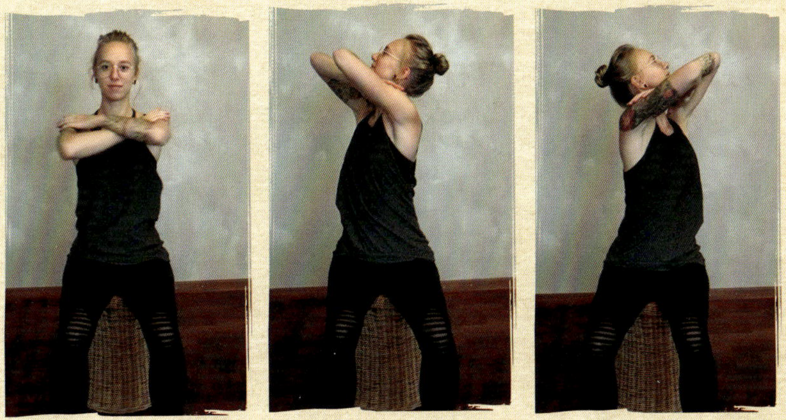

ÜBUNG »WOLLE WICKELN«

- **Aktivierung der Schilddrüse**
- möglich im Stehen, im Sitzen und im Auto an der roten Ampel

Umkreisen Sie die Hände mit lockeren Handgelenken langsam oder schnell vor der Brust. Führen Sie die Übung 10-mal vorwärts und 10-mal rückwärts aus.

ÄTHERISCHE ÖLE VON **BÄUMEN**

Die Bäume und wir Menschen leben in einer engen Symbiose. Unser genetisches Material stimmt weitgehend überein, und wir sind aufeinander angewiesen. Wir Menschen atmen Sauerstoff ein und Kohlendioxid aus, die Bäume umgekehrt. Auf der ganzen Welt, auf fast allen Kontinenten, wachsen die unterschiedlichsten Bäume, und die Menschen nutzen überall ihr Holz, ihre Früchte und ihre ätherischen Öle.

Wie werden die verschiedenen ätherischen Öle von Bäumen nun gewonnen?

- Dampfdestillation von **Nadeln und Zweigen:** Tanne, Kiefer, Western Red Cedar
- Dampfdestillation der **Blätter:** Teebaum, Eukalyptus, Cajeput
- Dampfdestillation **aller Teile des Baumes:** Blaufichte, Gelbkiefer, Blaue Zypresse
- Dampfdestillation des **Harzes:** Copaiba, Weihrauch, heiliger Weihrauch
- Dampfdestillation der **Rinde:** Zedernholz, Zimt
- Dampfdestillation des **Holzes:** Palo Santo, Sandelholz, Hinoki, Hong Kuai
- Dampfdestillation der **Zweige:** Mittelmeer-Zypresse, Niaouli, Kunzea
- Dampfdestillation der **Blütenknospen und Stängel:** Gewürznelke

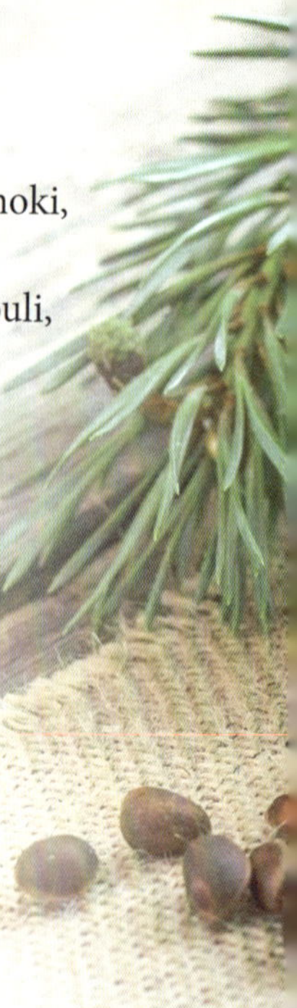

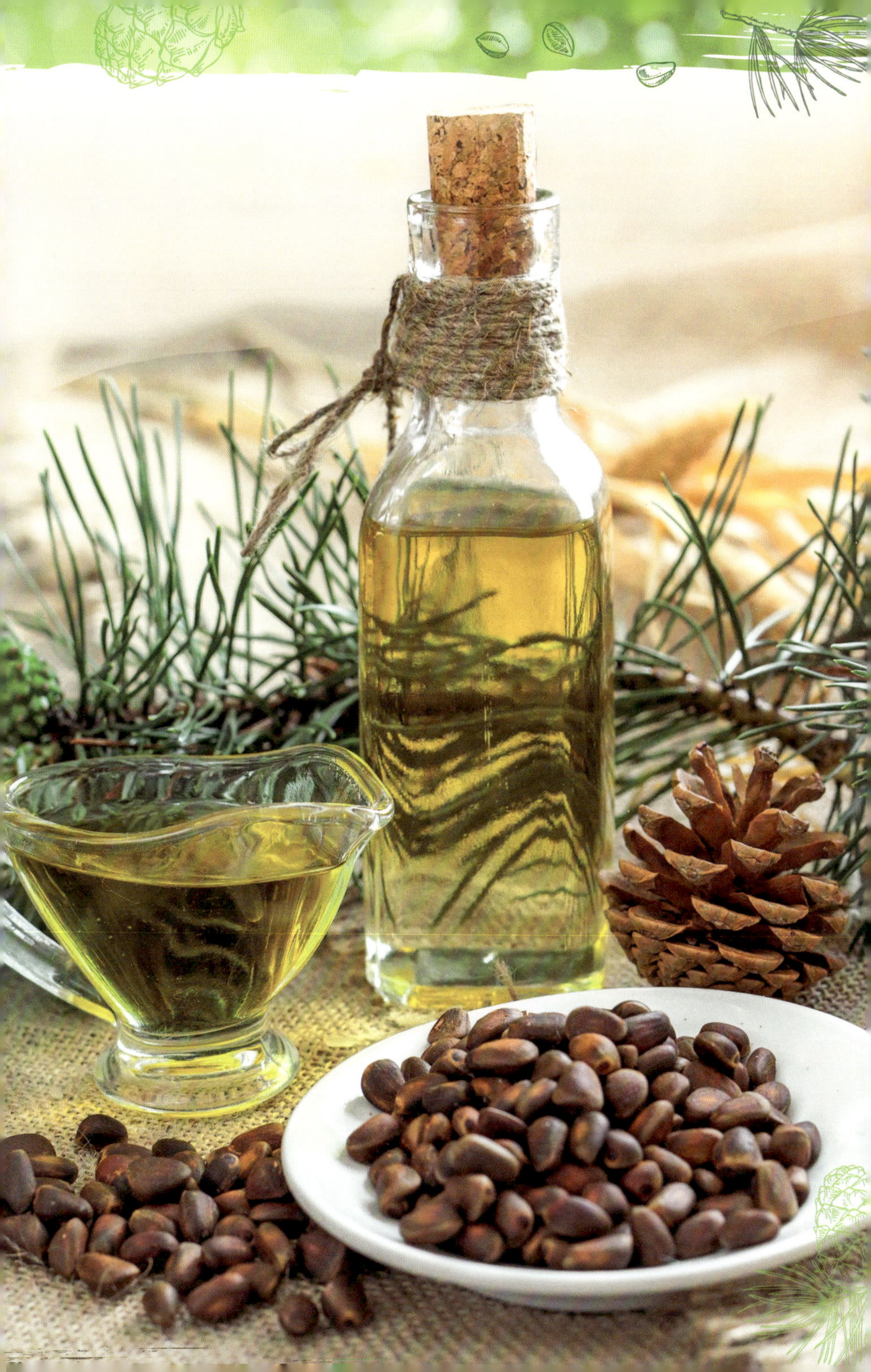

Worauf sollten Sie bei der Anwendung von ätherischen Ölen achten? Auf die Qualität! Der Begriff »ätherisches Öl« ist in der EU nicht geschützt. Vom reinen ätherischen Öl ohne Zusätze bis zum komplett synthetischen Duft kann alles unter dieser Bezeichnung verkauft werden.

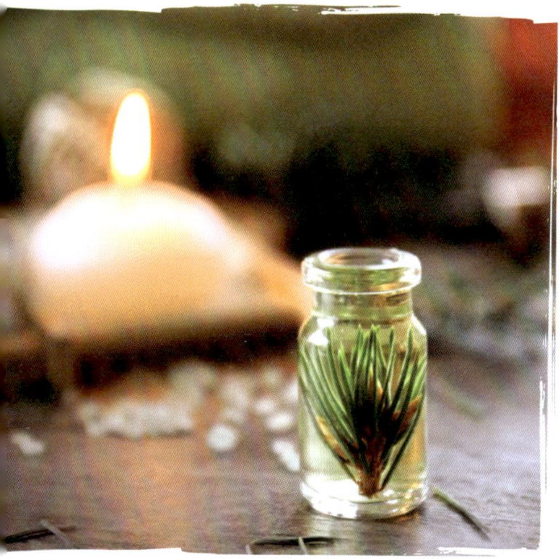

Wie können Sie dann im Laden erkennen, was Sie in Händen halten? Der erste Anhaltspunkt ist der Preis. Ätherische Öle sind Kostbarkeiten. Es kommt immer auf die jeweilige Pflanze an, wie rar sie ist, wie aufwendig der Anbau, wie leicht die Gewinnung des ätherischen Öls. Ätherische Öle gehören zu den Produkten, die am meisten gefälscht werden, also Augen und Nase auf beim Einkauf von ätherischen Ölen!

Folgende Angaben müssen auf dem Etikett zu finden sein, um ein hochwertiges ätherisches Öl zu erkennen:

- der Name der Pflanze, auch die lateinische Bezeichnung, um Verwechslungen zu vermeiden
- Chargen-Nummer
- »100 % reines ätherisches Öl«
- die Hauptmoleküle der Schlüsselwirkstoffe in dem jeweiligen ätherischen Öl
- Angabe des Herstellers
- Angabe zur Haltbarkeit nach Öffnung
- Dosierungsempfehlung
- Qualitätssiegel

Um ätherische Öle für den Handel zuzulassen, muss der Hersteller sich entscheiden, in welcher Gruppe er sie anmeldet:

- als Kosmetikartikel, dann muss das Öl dafür geeignet sein, es auf die Haut aufzutragen
- als Bedarfsmittel, dann ist das ätherische Öl für die Raumbeduftung geeignet, aber nicht für die körperliche Anwendung
- als Nahrungsergänzungs- oder Lebensmittel, dann ist es auch für die innere Einnahme geeignet
- als Arzneimittel für medizinische Zwecke
- Sonstiges, z. B. als Zusatz in Futter oder zur Abwehr von Insekten

Auch ein Qualitätssiegel ist nicht immer aussagekräftig. Ich habe schon Ölfläschchen gesehen, auf die ein »Demeter«-Siegel gedruckt war, und beim Lesen des Etiketts erkannte ich dann, dass bloß der zugesetzte Alkohol in Demeter-Qualität war.

Auch, nur 100 % reine ätherische Öle zu kaufen, ist kein Garant für höchste Qualität. So dürfen ätherische Öle auch als 100 % rein bezeichnet werden, wenn sie zu 5 % gestreckt sind. Außerdem enthält ein naturbelassenes ätherisches Öl nicht zwingend alle Wirkbestandteile.

Manche ätherischen Öle sind »leichter« und lösen sich schneller aus dem Pflanzengut, und manche sind »schwerer«, und es dauert länger, bis sie extrahiert sind. Einige Hersteller halten aus Kostengründen den Destillationsprozess eher heiß und kurz, wodurch sie dann aber die Moleküle »verpassen«, die länger brauchen, um sich aus der Pflanze zu lösen.

Am deutlichsten wird das am Beispiel der Zypresse: Sie hat 280 Wirkbestandteile. Um deren Gesamtheit auch im Destillat zu haben, muss die Zypresse für 24 Stunden bei dem individuell für sie passenden Druck und der richtigen Temperatur destilliert werden. Wenn aus Kostengründen die Destillationszeit nur um wenige Stunden reduziert wird, dann befinden sich im ätherischen Öl weniger als 10 % der Wirkbestandteile. Auch ein solches ätherisches Öl darf sich »100 % rein« nennen. Im Geruchsvergleich erkennt man jedoch, welches ätherische Öl das »ganze Orchester« enthält und welches nur »ein paar Steicher«.

Auch unter dem Aspekt eines ressourcenschonenden Handelns finde ich es wichtig, dass so gearbeitet wird, dass alle Wirkbestandteile verwendet werden. In vielen Fällen muss ein Baum sein Leben dafür lassen, dass wir sein ätherisches Öl bekommen. Da ist es doch angemessen, es so zu destillieren, dass alle Wirkbestandteile enthalten sind und nichts verschwendet wird.

Ich arbeite seit 2013 ausschließlich mit ätherischen Ölen, bei denen für jede Pflanze in aufwendigen Testreihen herausgefunden wurde, bei welchem Druck und welcher Temperatur wie lange destilliert werden muss, um die vollständige Essenz der Pflanze zu erhalten. Jeder, der einen Tropfen ätherischen Öls in dieser hohen Qualität in den Händen verreibt, gibt die Rückmeldung: »Wow, riecht das satt und intensiv.«

Ich sehe das mit den ätherischen Ölen so wie beim Autokauf: Jeder wählt seine Marke, mit der er sich wohlfühlt. Und jede Nase wird sich zu den Ölen eines anderen Herstellers hingezogen fühlen. Vertrauen Sie Ihrem Gespür – Ihre Zellen werden das Reine und Natürliche erkennen. Wenn ich in diesem Buch über ätherische Öle schreibe, dann meine ich ausschließlich Öle dieser hohen Qualität mit allen Wirkbestandteilen, für die sich meine Nase entschieden hat.[9]

Es ist schon etwas Besonderes, wenn Pflanzen für die Gewinnung der ätherischen Öle vom Samen aus gezogen werden und die erforderlichen Arbeitsschritte nach strengen ökologischen Kriterien durchgeführt werden. Das ist heute nicht mehr die Norm! Bei manchen Pflanzen wird meist mit Fechsern, also Ablegern, gearbeitet. Mein bevorzugter Hersteller zieht die Pflanzen ohne den Einsatz von chemischen Keulen vom Samen auf, bewässert sie mit sauberem Wasser, erntet sie zum optimalen Zeitpunkt und destilliert sie im richtigen Zeitfenster. Hier braucht jede Pflanze eine andere Behandlung, manche können unmittelbar nach der Ernte destilliert werden, andere benötigen eine Ruhezeit. Im Fall des »heiligen Holzes« Palo Santo dauert diese Konsolidierungszeit mehrere Jahre.

---

9 Ich möchte keine Markennamen im Buch nennen. Bei Interesse können Sie jedoch gern Kontakt mit mir aufnehmen.

Natürlich bevorzuge ich auch Firmen, die darauf achten, dass im Herstellungsprozess keine Kinderarbeit vorkommt, sondern die im Gegenteil für die Kinder der Feldarbeiter Betreuungsangebote organisieren. Wichtig ist auch, dass die Rohstoffe nicht ausgebeutet werden. Im Jahr 2018 wurden in Somalia 800 Jahre alte Weihrauchbäume derart geschröpft, dass die Bäume eingegangen sind. Nicht nur, dass die ortsansässigen Familien dadurch einen Einbruch in ihrem Einkommen hatten, auch die Weltmarktpreise schnellten in die Höhe, denn die Nachfrage nach dem Schönheitsöl steigt stetig. Es ist langfristig weiser, auch einmal Zeiten hinzunehmen, in denen auf ein ätherisches Öl verzichtet werden muss, um langfristig die Verfügbarkeit und den Familien eine konstante Einnahmequelle zu erhalten. Daher ist es wichtig, auf die Werte der verarbeitenden Firma zu achten.

Weitere wichtige Themen sind für mich:

- Wie insektenfreundlich wird geerntet? Bei konventionellen Erntemethoden haben z. B. Bienen keine Chance, der Erntemaschine zu entkommen.
- Gibt es Wiederaufforstungen? Es sollte nicht nur genommen, sondern auch zurückgegeben werden. Der Anbau von Bäumen ist ein langfristiger Prozess. Es braucht mindestens 10 Jahre, bis manche Bäume wieder geerntet werden können.
- Was passiert mit dem Hydrolat, das beim Herstellungsprozess anfällt? Wird es in großen Mengen in Gewässer geleitet, nimmt es Einfluss auf die Mikroorganismen und stört das Gleichgewicht im Wasser.
- Was unternimmt die Firma, um Müll zu vermeiden?

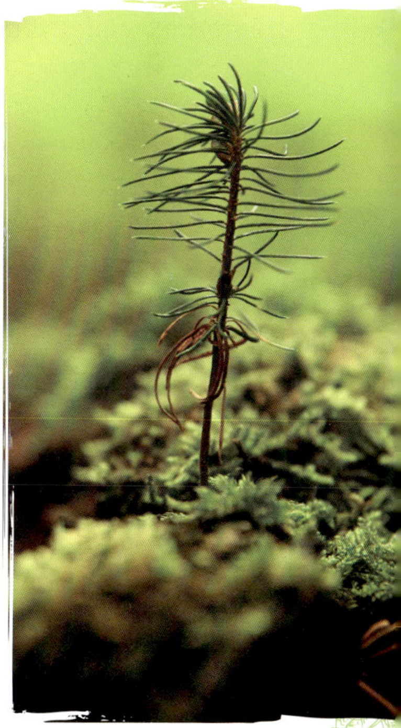

Ätherische Öle waren schon zu antiken Zeiten ein Luxusartikel und wurden nur von bestimmten Personenkreisen oder zu besonderen Zwecken angewendet. Sind sie so wie oben beschrieben hergestellt und damit das Reinste, was wir bekommen können, die Essenz der Pflanze, dann sind sie auch heute noch ein echter Luxus. Viele Menschen besinnen sich wieder auf die Natur, und hier wittern manche leider eine Chance und bringen stark gestreckte oder gefälschte ätherische Öle auf den Markt. Daher schätze ich es sehr, wenn Firmen transparent arbeiten und Besuche auf ihren Farmen und in ihren Destillerien möglich sind. Wenn man hinter die Kulissen schauen kann, erschließt sich einem auch, wie wertvoll jeder einzelne Tropfen ätherischen Öls in dieser hohen Qualität ist.

Ich habe im Sommer 2018 spontan eine Farm in Idaho (USA) besucht, auf der Bäume für die Ölgewinnung verarbeitet werden. Dort durfte ich mithelfen, die Holzschnitzel für eine Testdestillation in den Cooker zu schaufeln. Die Zusammensetzung des ätherischen Öls ist im Sommer und im Winter verschieden. Im Winter ist der Anteil der ätherischen Öle besonders hoch, da es wie ein Frostschutzmittel wirkt und den Baum vor dem Erfrieren bewahrt. Um das Ergebnis im Sommer zu prüfen, wurde dieser Test gemacht, und es hat in der ganzen Destillerie wunderbar gerochen.

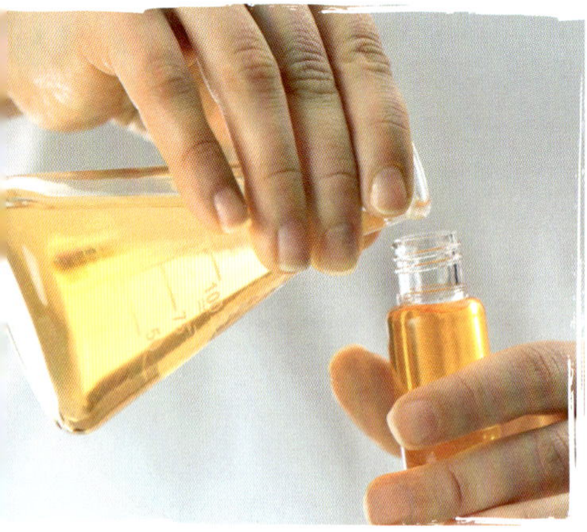

Ein Traum, den ich mir noch erfüllen möchte, ist, bei der Winterernte dabei zu sein. Auf dieser Farm gibt es auch einen Hotpot, in den das heiße Hydrolat, das beim Destillationsvorgang anfällt, geleitet wird. Wenn es draußen –20 Grad kalt ist, muss es herrlich sein, im badewannenwarmen Hydrolat der Baumessenzen zu sitzen.

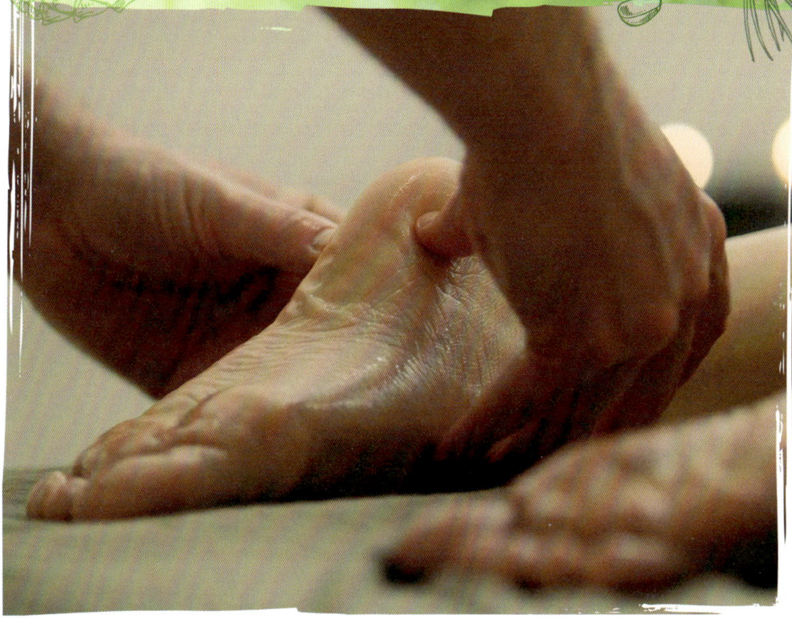

ANWENDUNG DER ÄTHERISCHEN ÖLE

Die ätherischen Öle in der oben beschriebenen Qualität werden häufig pur auf die Reflexzonen der Füße oder Hände aufgetragen. Die Handflächen und die Fußsohlen sind gut geeignete Bereiche, um die ätherischen Öle aufzutragen, weil die Haut dort weniger empfindlich ist, aber sehr gut Stoffe aufnehmen kann. So gelangen die ätherischen Öle über die Haut ins Blut und werden in jede Körperzelle transportiert. Je nach Bedarf wirken die ätherischen Öle bei jedem Anwender etwas anders.

Eine andere Möglichkeit, die ätherischen Öle pur anzuwenden, ist, 1 Tropfen davon in die Hand zu geben und mit den Händen vor der Nase ein Körbchen zu formen, um den Duft intensiv einzuatmen.

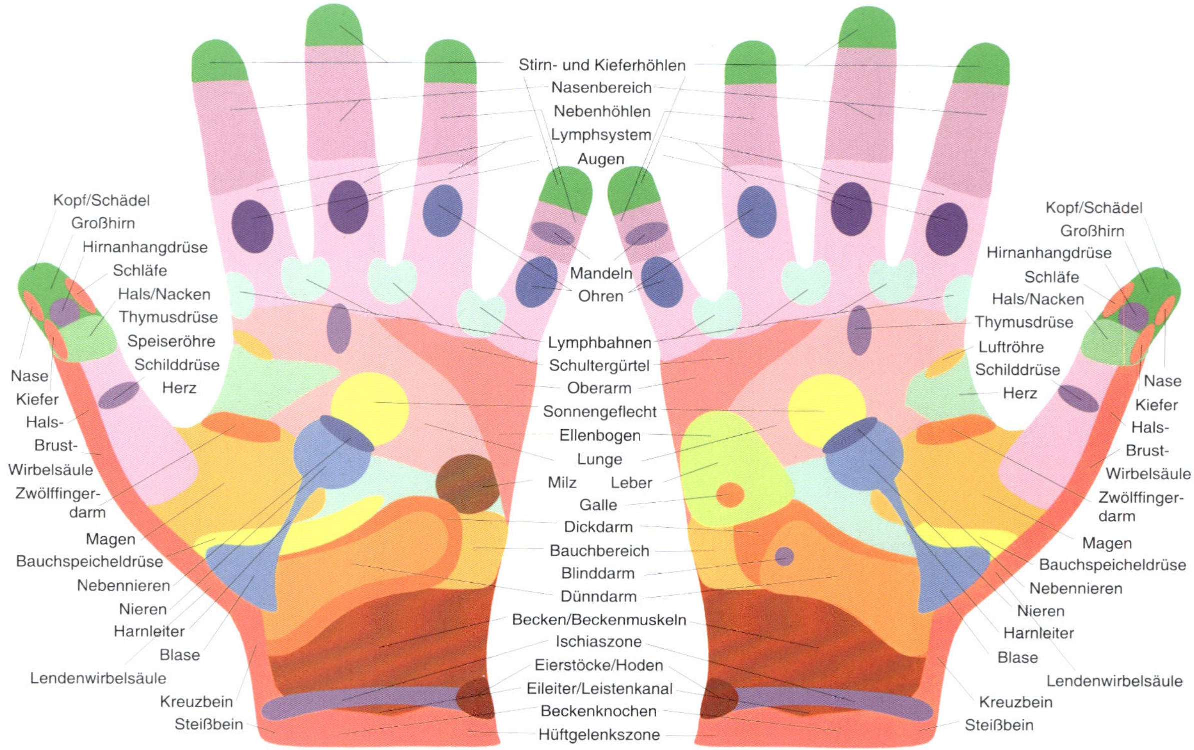
Kopf/Schädel
Großhirn
Hirnanhangdrüse
Schläfe
Hals/Nacken
Thymusdrüse
Speiseröhre
Schilddrüse
Herz
Nase
Kiefer
Hals-
Brust-
Wirbelsäule
Zwölffinger-
darm
Magen
Bauchspeicheldrüse
Nebennieren
Nieren
Harnleiter
Blase
Lendenwirbelsäule
Kreuzbein
Steißbein
Stirn- und Kieferhöhlen
Nasenbereich
Nebenhöhlen
Lymphsystem
Augen
Mandeln
Ohren
Lymphbahnen
Schultergürtel
Oberarm
Sonnengeflecht
Ellenbogen
Lunge
Milz
Leber
Galle
Dickdarm
Bauchbereich
Blinddarm
Dünndarm
Becken/Beckenmuskeln
Ischiaszone
Eierstöcke/Hoden
Eileiter/Leistenkanal
Beckenknochen
Hüftgelenkszone
Kopf/Schädel
Großhirn
Hirnanhangdrüse
Schläfe
Hals/Nacken
Thymusdrüse
Luftröhre
Schilddrüse
Herz
Nase
Kiefer
Hals-
Brust-
Wirbelsäule
Zwölffinger-
darm
Magen
Bauchspeicheldrüse
Nebennieren
Nieren
Harnleiter
Blase
Lendenwirbelsäule
Kreuzbein
Steißbein

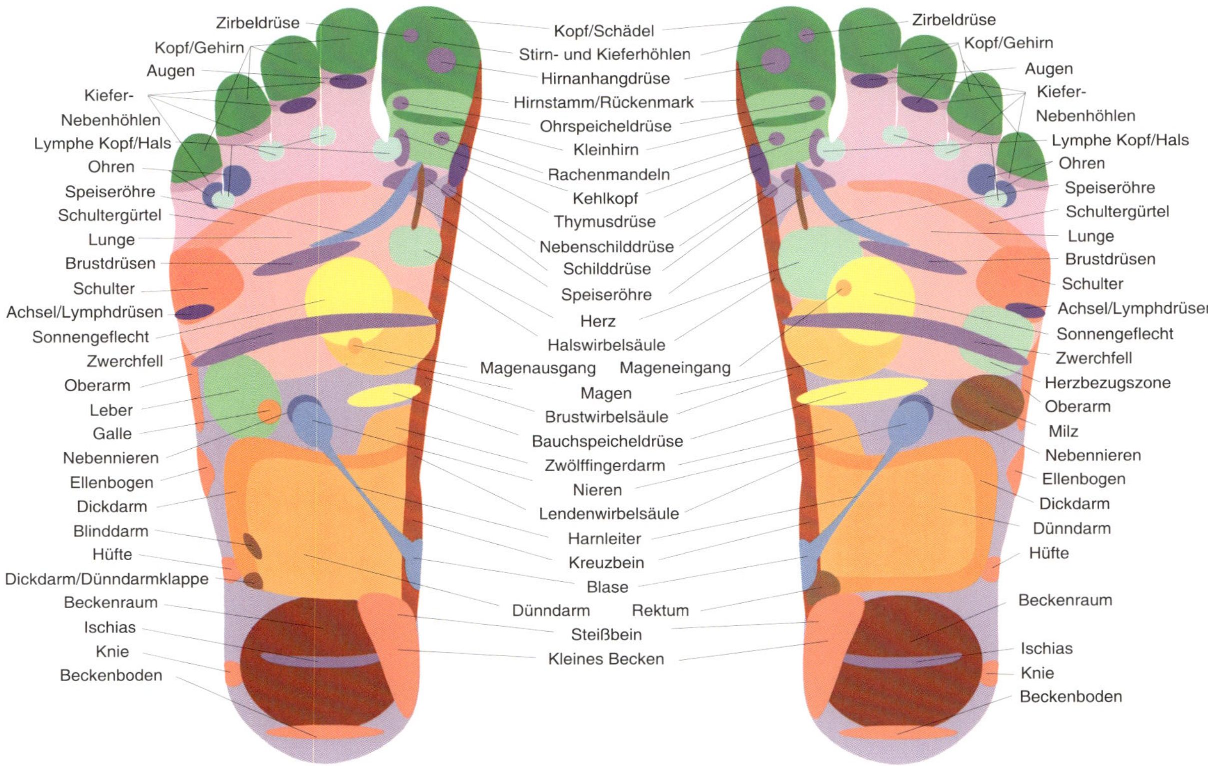
Zirbeldrüse
Kopf/Gehirn
Augen
Kiefer-
Nebenhöhlen
Lymphe Kopf/Hals
Ohren
Speiseröhre
Schultergürtel
Lunge
Brustdrüsen
Schulter
Achsel/Lymphdrüsen
Sonnengeflecht
Zwerchfell
Oberarm
Leber
Galle
Nebennieren
Ellenbogen
Dickdarm
Blinddarm
Hüfte
Dickdarm/Dünndarmklappe
Beckenraum
Ischias
Knie
Beckenboden
Kopf/Schädel
Stirn- und Kieferhöhlen
Hirnanhangdrüse
Hirnstamm/Rückenmark
Ohrspeicheldrüse
Kleinhirn
Rachenmandeln
Kehlkopf
Thymusdrüse
Nebenschilddrüse
Schilddrüse
Speiseröhre
Herz
Halswirbelsäule
Magenausgang
Mageneingang
Magen
Brustwirbelsäule
Bauchspeicheldrüse
Zwölffingerdarm
Nieren
Lendenwirbelsäule
Harnleiter
Kreuzbein
Blase
Dünndarm
Rektum
Steißbein
Kleines Becken
Zirbeldrüse
Kopf/Gehirn
Augen
Kiefer-
Nebenhöhlen
Lymphe Kopf/Hals
Ohren
Speiseröhre
Schultergürtel
Lunge
Brustdrüsen
Schulter
Achsel/Lymphdrüsen
Sonnengeflecht
Zwerchfell
Herzbezugszone
Oberarm
Milz
Nebennieren
Ellenbogen
Dickdarm
Dünndarm
Hüfte
Beckenraum
Ischias
Knie
Beckenboden

Es gibt drei Stilrichtungen, mit ätherischen Ölen zu arbeiten:

In der **englischen Schule** werden ätherische Öle nur mit einem fetten Trägeröl verdünnt auf den Körper aufgetragen. Sie können z. B. in einem Fläschchen neutrales Trägeröl und ein paar Tropfen ätherisches Öl anmischen und auf den Hals oder auf die Handgelenke auftragen. Solch eine Mischung kann auch leicht mittels eines Roll-ons aufgetragen werden. Für eine entspannende Massage mischen Sie ätherisches Öl ins Massageöl.

Die **deutsche Schule** arbeitet überwiegend über den Geruchssinn. Es wird am Fläschchen gerochen, oder der Raum wird mittels Ultraschallvernebler oder Raumspray beduftet. Sie können auch Holzstäbchen oder Duftsteine aromatisieren, die dann sanft den Geruch an den Raum abgeben. Für Baumöle sind auch unbehandelte Holzspäne tolle Träger. Im Auto habe ich früher eine Holzwäscheklammer als Träger verwendet. Mittlerweile gibt es auch schöne Anhänger und Stecker, die z. B. über den Lüftungsschlitz geklemmt werden. Zudem sind USB-Stick-Diffusoren für Auto oder Büro erhältlich. Um sich mit seinem aktuellen Lieblingsduft zu umgeben, sind Kettenanhänger oder Armbänder mit Lavasteinen oder Filzplättchen, die mit ätherischen Ölen beträufelt werden können, geeignet.

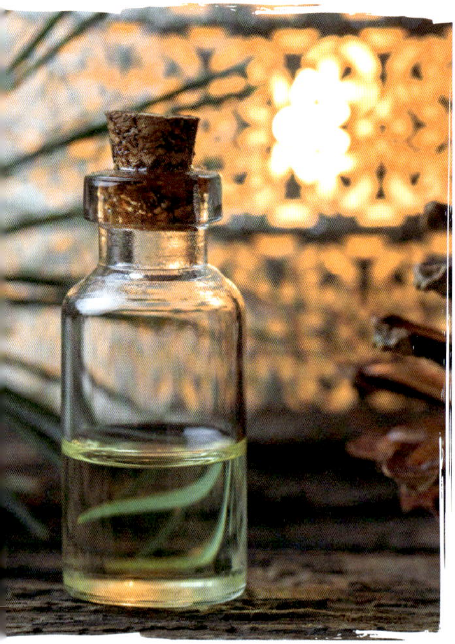

In der **französischen Schule** werden die 100 % reinen Essenzen pur auf den Körper aufgetragen. Außerdem können Sie die ätherischen Öle für Fuß- oder Entspannungsbäder verwenden. Hierfür verwenden Sie ein gutes Steinsalz sowie Honig oder Sahne als Emulgator, damit das ätherische Öl nicht nur obenauf schwimmt.

Was ist nun der goldene Weg? Das kann man nicht sagen, denn jeder Anwender ist anders. Es kann auch sein, dass Sie das eine ätherische Öl gern auf den Körper auftragen, ein anderes lieber im Raum vernebeln und sich aus wieder einem anderen Ihr aromatisches Raumspray mischen. Der eine findet die pure Anwendung gerade richtig, und ein anderer kann die ätherischen Öle nur verdünnt anwenden. Jeder hat eigene Bedürfnisse und auch Empfindungen.

Für Babys und Kinder würde ich überwiegend die deutsche Schule empfehlen und den Raum aromatisieren. Für körperliche Anwendungen bei Kindern ist die Faustregel: 1 Tropfen ätherisches Öl auf 1 EL Trägeröl. Als Trägeröl eignen sich Kokosöl, Sesamöl, Olivenöl, Mandelöl oder Jojobaöl.

Denken Sie immer daran, dass Wasser das ätherische Öl verstärkt. Das merken Sie, wenn Sie eine Chilischote essen. Das, was dabei im Mund brennt, sind die ätherischen Öle. Wenn Sie nun Wasser hinterhertrinken, wird es noch mal schärfer. Essen Sie hingegen ein Stück Brot, das in Olivenöl getunkt wurde, wird die Schärfe gemildert. Genau so ist es auch bei der äußeren Anwendung von ätherischen Ölen. Auch wenn ätherische Öle ein Naturprodukt sind, sollten Sie vorsichtig damit umgehen.

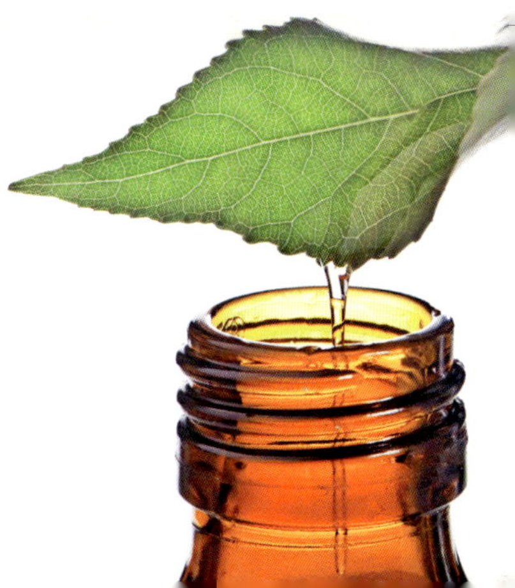

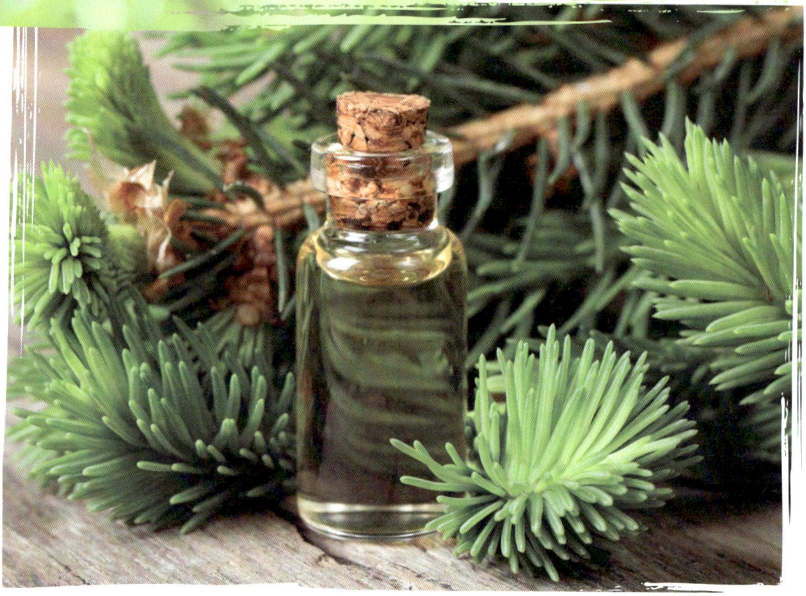

Die Essenz der Bäume

Die Bäume strecken sich dem Licht der Sonne entgegen und widersetzen sich damit der Schwerkraft. Damit dies möglich ist, haben sie unter der Erde ein starkes Wurzelgeflecht. Dieses gibt ihnen zum einen Halt und erlaubt ihnen zum anderen, sich mit den anderen Bäumen zu vernetzen. Dieses Wurzelnetz wird oft mit dem Internet verglichen. Pilze spielen eine wichtige Rolle bei der Informationsübertragung, denn ihr unterirdisches Geflecht reicht teilweise einige Kilometer um den jeweiligen Baum herum. Bäume sind soziale Wesen, die einander nicht nur warnen. Sie können über ihr Wurzelgeflecht auch andere Bäume mitversorgen. Es kommt vor, dass ein Baumstumpf über die befreundeten Bäume am Leben erhalten wird und nicht abstirbt.

Ist es nicht eine schöne Vorstellung, sich mit der aufrichtenden Energie der Bäume im Alltag zu unterstützen? Nur zu leicht kann es einem den Boden unter den Füßen wegziehen. Da hilft es, sich seiner eigenen Wurzeln bewusst zu sein. Immer wieder beobachte ich, dass Menschen, die mit den Baumölen an sich arbeiten, auch selbst eine aufrichtige Ausstrahlung haben und aufrecht durchs Leben gehen.

In den unterschiedlichen Traditionen haben die Menschen immer schon die Bäume geschätzt. Die Ureinwohner von Amerika verehrten heilige Bäume. Bei den Kelten gab es den Baumkreis, ein Horoskop, bei dem jedem Baum unterschiedliche Eigenschaften zugeordnet werden. Es heißt, dass die römischen Soldaten sich, bevor sie in eine Schlacht zogen, mit Fichtenöl einölten, um selbstbewusst und siegessicher zu sein.

Wie wohltuend und heilsam ein Aufenthalt im Wald ist, ist allgemein bekannt. Mit ätherischen Ölen können wir die Kraft der Bäume ganz einfach überall in unser Leben holen, selbst wenn wir gerade nicht die Möglichkeit haben, die Natur aufzusuchen. Sie unterstützen die körpereigenen Kräfte dabei, die eigene Ordnung wiederherzustellen.

Ätherische Öle ersetzen jedoch keine Medizin und die Tipps in diesem Buch nicht die Diagnose und Verschreibung eines Therapeuten oder Arztes. Ich möchte Ihnen lediglich Inspirationen geben für die eigenverantwortliche Selbsthilfe, damit Sie mehr Balance erlangen, Stress reduzieren und das Immunsystem stärken können.

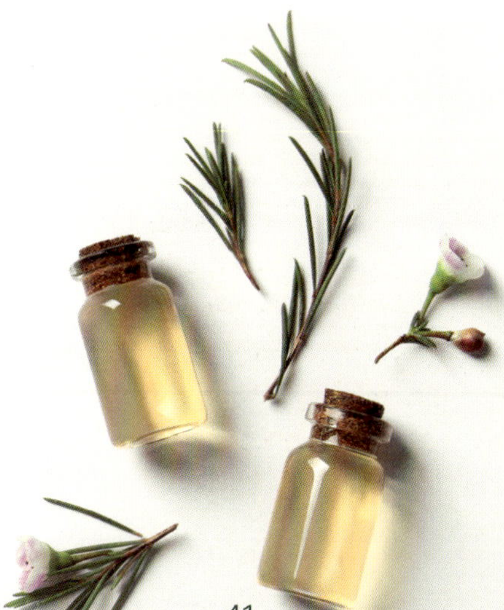

AUFRICHTUNG MIT BAUMÖL

Mit der folgenden Übung können Sie die aufrichtende Eigenschaft mit einem Partner zusammen ausprobieren.

Messen Sie zunächst Ihre Beinlängen. Sind Ihre beiden Beine unterschiedlich lang, verreibt Ihr Partner 1 Tropfen Fichtenöl in den Handflächen und legt diese auf Ihre Fußsohlen, während Sie auf dem Rücken liegen. Nun hält Ihr Partner die Fußsohle 5–10 Minuten lang und lässt das Baumöl einströmen. Danach messen Sie die Beinlängen erneut. In vielen Fällen ist eine Beinlängendifferenz deutlich oder komplett ausgeglichen. Machen Sie einfach mal selbst die Probe aufs Exempel!

Grundsätzlich sind die meisten Baumöle sehr erdend, unterstützen bei der Stressbewältigung und helfen, die eigenen Kräfte zu reaktivieren. Doch es gibt feine Unterschiede, und auf die wollen wir eingehen.

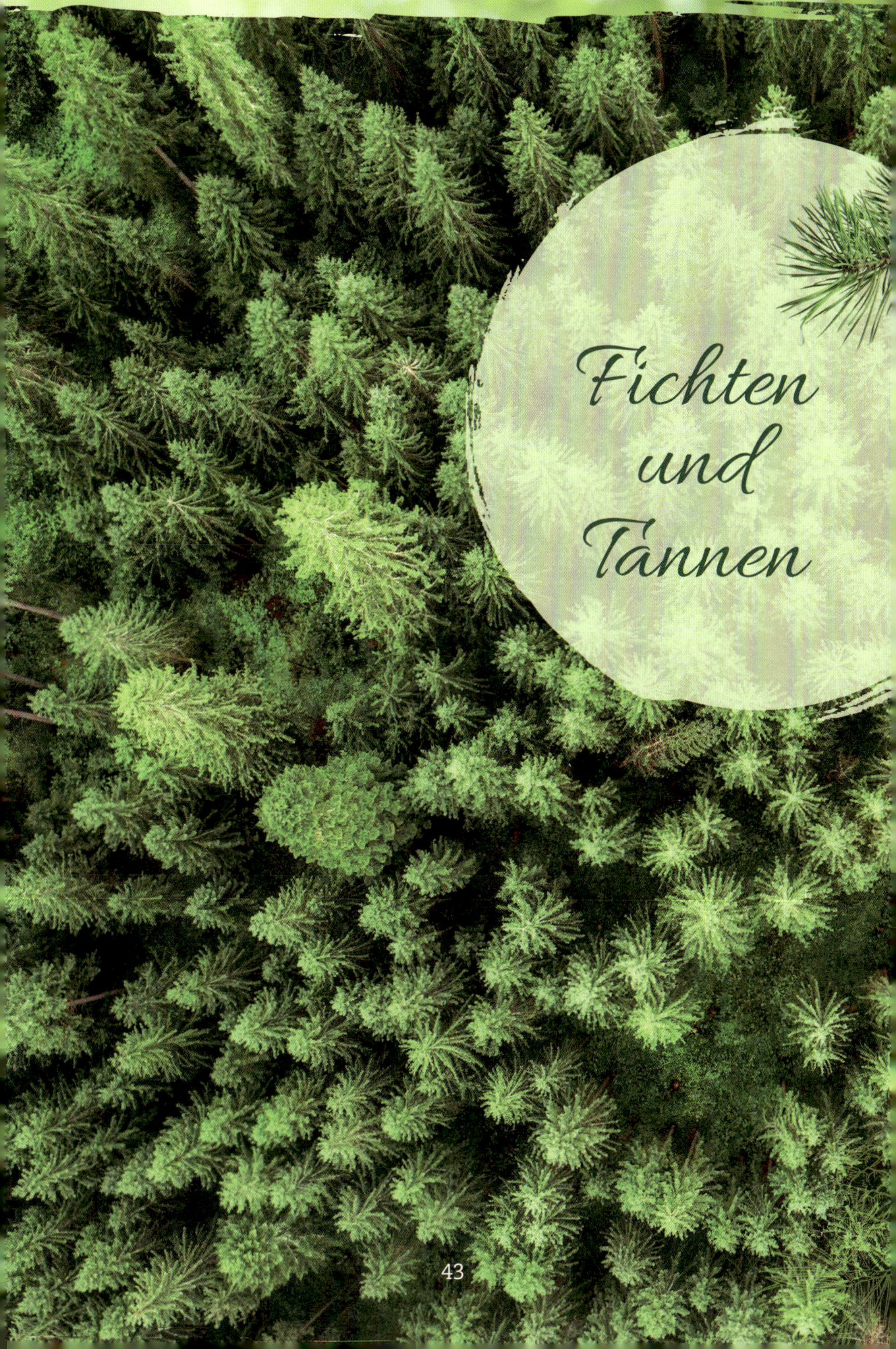

Fichten und Tannen

Unglaubliche 300 Millionen Jahre ist es her, dass die ersten Urwälder auf der Erde entstanden. Im heutigen Mitteleuropa waren sie von großen Farnen, Bärlapp und Schachtelhalm dominiert, die teilweise bis zu 40 Meter hoch wuchsen. Damals herrschte dort ein tropisches Klima, in dem diese Pflanzen gedeihen konnten.

Da das Klima sich stetig ändert, sich kältere und wärmere, feuchtere und trockenere Perioden abwechseln, hat sich auch die Vegetation immer wieder verändert. Pflanzen wurden durch andere verdrängt und eroberten sich ihren Raum danach zurück. In der Eiszeit starben zahlreiche Arten aus.

In den letzten 200 Millionen Jahren entwickelten sich vor allem die Nadelbäume. Fichten und Kiefern zählen zu den Pionierpflanzen. Dass sie dem Waldbestand bis heute erhalten geblieben sind, zeigt ihre hohe Anpassungsfähigkeit.

Erst in den letzten 10 000 Jahren, seit die Menschen sesshaft wurden und in größeren Gemeinschaften leben, entstanden andere Einflüsse. Wir fingen an, Wälder zu roden, um das Holz als Baumaterial zu verwenden oder den Boden als Ackerland zu nutzen.

Es ist erschütternd, sich bewusst zu machen, welch langen Zeitraum die Natur selbst die Balance gehalten hat. Der Mensch hat den Garten Eden abgewirtschaftet und ausgebeutet. In den letzten 50 Jahren nahm diese Dynamik tragische Züge an. Jeden Tag werden weltweit Lebensräume von Tieren und Pflanzen zerstört, um Monokulturen Platz zu machen. Die Natur braucht uns nicht, wir aber die Natur!

Wir haben uns in der westlichen Welt an einen überdurchschnittlich hohen Lebensstandard gewöhnt. Unsere und die nachfolgenden Generationen werden viele Verhaltensweisen überdenken müssen. Der Mensch muss sich darauf besinnen, partnerschaftlich mit Mutter Erde zu leben und sie nicht mehr über Gebühr auszubeuten.

Im allgemeinen Sprachgebrauch unterscheiden wir Nadelbäume in Zypressen, Zedern, Kiefern etc. Aus botanischer Sicht gibt es klare Definitionen, anhand derer diese Arten auseinandergehalten werden können. Um sie zu systematisieren, werden gemeinsame Merkmale oder Ähnlichkeiten im Aussehen herangezogen.

Die Gattung der Tannen umfasst z.B. ungefähr 51 Arten. Eine davon ist die Balsamtanne *(Abies balsamea)*. Der botanische Name beinhaltet die Gattung, hier Tannen *(Abies)*, und die Art *(balsamea)* auf Latein oder Griechisch. Zudem gehört die Balsamtanne in die botanische Familie der *Pinaceae*, der Kieferngewächse.

Der schwedische Wissenschaftler Carl von Linné (1707–1778) entwickelte dieses Erfassungssystem zur Dokumentation und Bestimmung von Pflanzenmerkmalen. Seine Werke »Species Plantarum« und »Systema Naturae« sind bis heute Grundlagen sowohl in der Pflanzen- als auch in der Tierkunde.

Tipps zu den ätherischen Ölen der immergrünen Nadelbäume:

- Die ätherischen Öle der Nadelbäume können vor dem Sport zur Verbesserung der Sauerstoffsättigung verwendet werden. Verreiben Sie dafür 1 Tropfen Ihres bevorzugten Öls auf Ihrer Brust.
- Alternativ dazu können Sie ein Körperöl herstellen und sich damit Arme und Beine einreiben. Mischen Sie 50 ml neutrales Trägeröl mit je 5 Tropfen Kiefer, Schwarzfichte, Blaufichte, Eukalyptus und Copaiba. Das Körperöl kann auch nach dem Sport verwendet werden, um die Regeneration zu verbessern.

Viele Mythen und Geschichten ranken sich um die Fichten und Tannen. So glauben die Ureinwohner Sibiriens daran, dass es einen Weltenbaum gibt, der eine riesengroße Fichte ist. Diese wächst vom Nabel der Erde hinauf in den Himmel und verbindet die Welt, auf der die Menschen leben, die Unterwelt und die Geisterwelt miteinander. Ähnlich wird dieser Baum auch in Kanada verehrt, wo er für den Frieden steht und die Erde mit dem Himmel verbindet. Bei einigen Urvölkern Nordamerikas werden die Äste und Zweige in besonderen Ritualen verwendet. Im alten Griechenland war die Tanne der Göttin Artemis zugeordnet, die auch mit der Geburt assoziiert wurde. Genauso verheißt der christliche Weihnachtsbaum die bevorstehende Geburt Jesu. Auf jeden Fall geben die immergrünen Bäume in der Zeit der Kahlheit und der Dunkelheit Hoffnung auf einen Neubeginn.

Auch in den 12 Rauhnächten können Sie die reinigenden Rituale gut mit Fichten und Tannen unterstützen. In den Rauhnächten wird traditionell viel geräuchert, was nicht für jedermann angenehm oder gut verträglich ist. Die sanftere Variante ist, den Duft als ätherisches Öl mit einem Ultraschallvernebler im Raum zu verbreiten.

Top-Anwendungen von ätherischen Tannen- und Fichtenölen:

- in einem kraftgebenden und entspannenden Vollbad
- 1 Tropfen auf die Fußsohle auftragen, um sich gut zu erden
- Beduften des Raums, um eine entspannte Wohlfühlatmosphäre zu schaffen

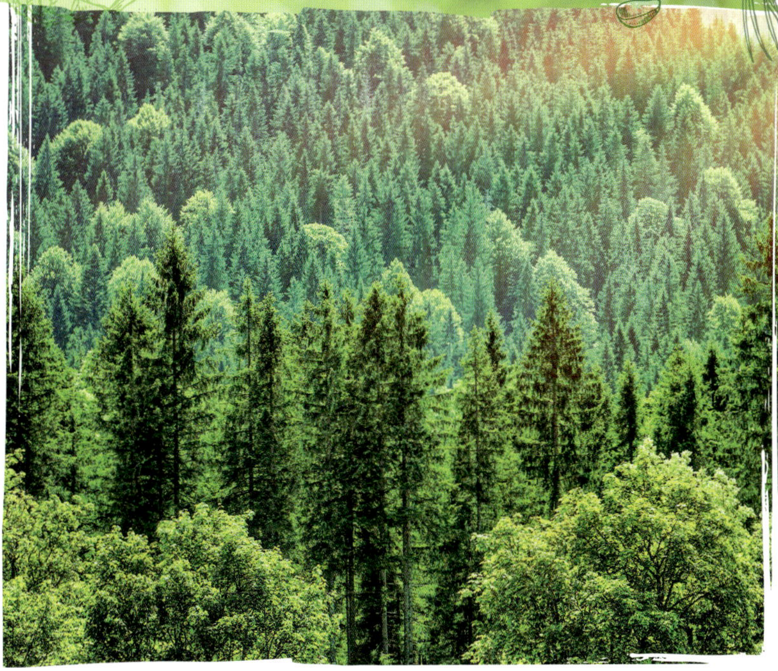

Fichten

In Schweden existiert eine Fichte, die auf 9550 Jahre geschätzt wird. Der Wissenschaftler, der sie entdeckte, gab ihr den Namen »Old Tjikko«. Der Stamm wird auf ca. 600 Jahre geschätzt, das intakte Wurzelwerk jedoch deutlich älter.

Fichten sind anspruchslos, durchsetzungsstark und etablieren sich auch nach Verwüstungen wieder neu, z.B. nach einem Brand. Dadurch inspirieren sie uns, auch einmal neues Terrain zu betreten, mutig und selbstbewusst zu sein. Unsere keltischen Vorfahren benutzten Fichtenzweige als Schmuck zur Wintersonnenwende und begrüßten damit die Neugeburt des Lichts. Der Baum symbolisiert somit auch die Hoffnung und Zuversicht.

Der Duft der Fichtennadeln hat eine entspannende Wirkung.

Entwicklungsgeschichtlich sind die Nadelbäume älter als die Laubbäume. Die Fichten *(Picea)* und Tannen *(Abies)* gehören beide der Familie der Kieferngewächse *(Pinaceae)* an.

Die Gattung der Fichten umfasst ca. 35 verschiedene Arten, die sich in der nördlichen gemäßigten Klimazone von Nordamerika, Mitteleuropa und Ostasien verbreitet haben. Sie sind Tiefwurzler. Eine kleine Eselsbrücke, um beide Gattungen auseinanderhalten zu können: »Die Fichte sticht, die Tanne nicht.«

Auf einem Waldspaziergang können Sie die hellgrünen Maitriebe der Fichten sammeln und dann unterschiedlich verwenden. Wenn Sie in 500 ml Wasser 2 Handvoll Maitriebe auskochen, können Sie den Sud mit Gelierzucker zu Gelee verarbeiten. Es schmeckt etwas holzig, aber auch zitronig. Als Tee pflegen die Maitriebe die Atemwege.

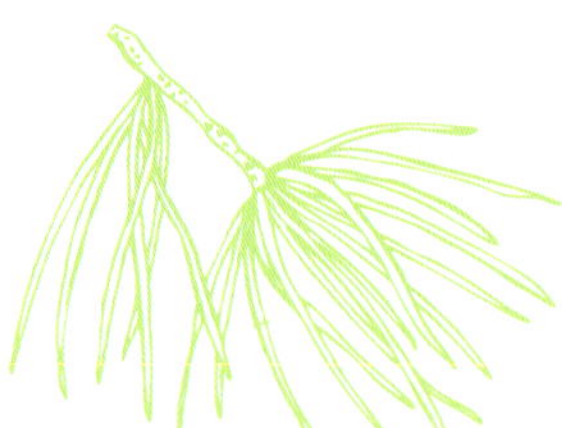

Blaufichte

(Picea pungens)

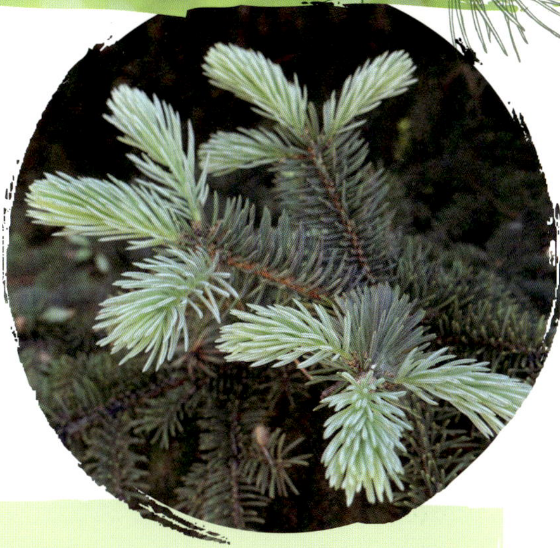

- **Botanische Familie:** *Pinaceae* (Kieferngewächse)
- **Extraktionsverfahren:** Dampfdestillation aller Teile des Baumes

Pflanzensteckbrief:
Der Name kommt daher, dass die Nadeln dieses Baumes eine stahlblaue Farbe haben. Die Wuchshöhe kann bis zu 37 Meter erreichen. Der Baum hat die Form eines Kegels, die Zweige stehen waagerecht ab. Er wird auch Stechfichte genannt, da die Nadeln eine piksende Spitze haben.

Den Ureinwohnern in der Region von Idaho an der Grenze zu Kanada galt die Blaufichte als heilig, und sie wurde in rituellen Handlungen verwendet. Ihr Harz, die Zweige, Nadeln und die Rinde fanden Verwendung von der Inhalation zur Unterstützung der Atemwege über das Räuchern, um feinstoffliche Reinigung zu fördern, bis hin zu Wundauflagen aus einem Holzbrei. Außerdem diente das Harz dazu, die Kanus wasserfest zu machen.

Als das ätherische Öl der Blaufichte erstmals so destilliert wurde, dass alle Wirkbestandteile enthalten sind, wurde festgestellt, dass es das ätherische Öl mit der höchsten Schwingung (428 Hz) ist und dadurch sehr erhebend wirkt. Wer sich mit solch hohen Schwingungen umgibt, hat schönere Gefühle und trifft bessere Entscheidungen. Früher galt die Rose als das ätherische Öl mit der höchsten Schwingung (320 Hz).

Der Duft der Blaufichte bringt Herz und Hirn in Einklang. Er kann dabei unterstützen, emotionale Blockaden zu lösen, und ein Gefühl von Harmonie und Erdung erzeugen.

Praxistipps

Körperliche Anwendung

- Besonders in Lebensphasen, in denen Herz und Verstand unterschiedlicher Meinung sind, kann der Duft helfen, in die **Balance** zu kommen und einen Lösungsweg zu finden, der sich mental und emotional stimmig anfühlt. Geben Sie dazu 1 Tropfen des ätherischen Öls der Blaufichte in die Hand, und tragen Sie es in der Herzgegend und im Bereich der Stirn auf. Anschließend formen Sie vor der Nase ein Körbchen mit den Händen und atmen den Duft ein.

Aromaanwendung

- Menschen, die einen besonderen Bezug zu den **Native Americans** haben, fühlen sich oftmals zum Duft der Blaufichte hingezogen. Sie können etwas ätherisches Öl auf einen Lavasteinanhänger geben, um den ganzen Tag über den Duft um sich zu haben.
- Um die **Balance** zwischen Herz und Verstand ins tägliche Leben zu integrieren, beträufeln Sie einen Aroma-Schmuckanhänger mit 2–3 Tropfen der Blaufichte und tragen ihn an einer Halskette über dem Herzen. Es gibt sehr ansprechende Anhänger, in die ein Filzplättchen eingearbeitet ist, das bis zu einer Woche den zarten Duft verströmt.
- Der Duft der Blaufichte wirkt sehr entspannend. Da viele Menschen unter **Stress** leiden, kann die Blaufichte eine Alternative zur Balsamtanne darstellen.

EINE KLEINE ENTSPANNUNGSÜBUNG

Setzen Sie sich entspannt auf den Boden oder auf einen Stuhl. Spüren Sie, wie Ihre Sitzbeinhöcker auf der Sitzunterlage aufliegen und die Wirbelsäule aufgerichtet ist. Verreiben Sie 1 Tropfen des ätherischen Öls der Blaufichte zwischen den Handflächen. Formen Sie vor der Nase ein Körbchen mit den Händen, und atmen Sie intensiv den Duft der Blaufichte ein. Vielleicht haben Sie das Gefühl, sich nach oben strecken zu wollen.

Legen Sie die Hände in der Herzgegend auf Ihren Körper, und spüren Sie einfach in Ihr Herz hinein. Verweilen Sie einen Moment in dieser Haltung.

Legen Sie dann eine Hand auf die Stirn. Die andere Hand liegt weiterhin auf dem Herzen. Verweilen Sie einen Moment in dieser Haltung.

Atmen Sie zum Abschluss noch einmal aus der Handfläche den Duft der Blaufichte ein. Mit dem nächsten Ausatmen kommen Sie wieder in Ihrem Alltagsbewusstsein an. Spüren Sie noch einmal nach, wie Sie sich jetzt fühlen.

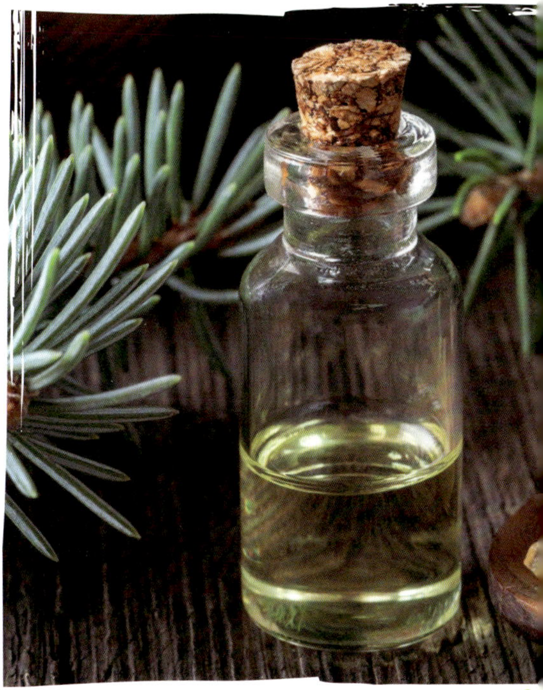

Hersteller A

15–40 % Alpha-Pinen: Dieses Monoterpen hat ein großes Wirkungsspektrum, stärkt z. B. Magen und Bauchspeicheldrüse, schützt auf Zellebene, schützt die Nerven, senkt stressbedingten Bluthochdruck, lindert Zahnschmerzen, wirkt antientzündlich und antioxidativ[10].

18–25 % Limonen: Dieses Monoterpen bringt die Zitrusnote in das ätherische Öl und kann Zellen reparieren.

6–11 % Beta-Pinen

6–8 % Camphen: Dieses Monoterpen kommt in vielen Kräutern, Gewürzen und Baumölen vor. Es wirkt entzündungshemmend, antiviral, antibakteriell und antimykotisch und begünstigen die Herzgesundheit.

3–10 % Bornylacetat: Der vom Baum zur Abwehr von Parasiten gebildete Stoff verleiht Nadelbäumen ihren typischen Geruch.

3–7 % Myrcen: Dieses Monoterpen wirkt antientzündlich und entkrampfend.

Hersteller B

Limonen

10 https://pubmed.ncbi.nlm.nih.gov/31739596/.

In den ätherischen Ölen der immergrünen Bäume tauchen immer Alpha- und Beta-Pinen auf. Den heilsamen Effekt dieser Moleküle erlebe ich häufig, wenn ich z. B. im Sommer in einem Kiefernwäldchen am Meer campe. Ich fühle mich fitter und verjüngt und nach wenigen Tagen so erholt wie sonst nach zwei Wochen Urlaub.

Alpha- und Beta-Pinen haben weitreichende positive Wirkungen:

- antientzündlich
- antioxidativ
- nervenstärkend
- das Erinnerungsvermögen verbessernd
- antitumoral
- antibakteriell

Alpha- und Beta-Pinen kommen vor allem in den Kieferngewächsen vor, daneben auch in Kräutern wie Rosmarin und in der Schale von Orangen.

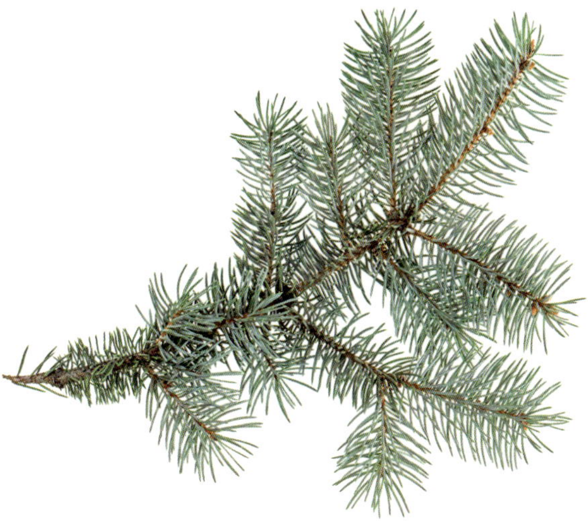

Schwarzfichte

(Picea mariana)

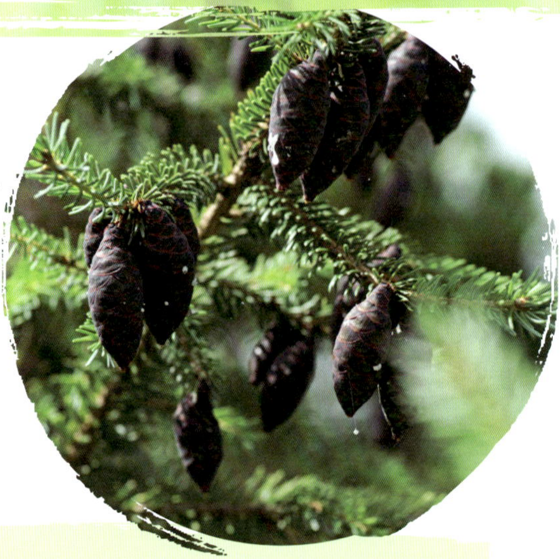

- **Botanische Familie:** *Pinaceae* (Kieferngewächse)
- **Extraktionsverfahren:** Dampfdestillation der Äste, Zweige und Nadeln

Pflanzensteckbrief:
Die Schwarzfichte ist in Kanada und im Norden der USA heimisch. Sie hat einen schlanken Wuchs, sodass viele Bäume auf relativ engem Raum wachsen können. Der Stamm wächst sehr gerade, und die Äste bleiben relativ kurz. Daher kommt es selten zu Schneebruch, und das dichte Astwerk bietet Vögeln, Eichhörnchen und anderen Nagern einen sicheren Zufluchtsort. Das Wurzelgeflecht verankert sich tief im Boden, und so ist die Schwarzfichte auch sehr windsicher. Die blaugrünen, leicht stechenden Nadeln sind 1–2 cm lang und laufen spitz zu. Die Schwarzfichte kommt mit extremen Herausforderungen zurecht. So kann sie Temperaturen zwischen –60 und 40 Grad standhalten. In Kanada wird der Baum auch wirtschaftlich genutzt und ist ein wichtiger Rohstofflieferant für die Zellstoffgewinnung.

Das Besondere an der Schwarzfichte ist, dass ihr feines Wurzelgeflecht bis zu 14 Meter tief in die Erde reicht. Da kann man sich vorstellen, wie erdend diese Essenz ist.

Der Duft ist holzig. Bei Männern kommt oft ein Holzfäller-Feeling auf, wenn sie daran riechen. Ätherische Öle der Schwarzfichte, die nicht alle Wirkbestandteile beinhalten, können leicht modrig wahrgenommen werden.

In Kanada gibt es auch das Phänomen der Nord- oder auch Polarlichter. Das sind beschleunigte geladene Teilchen, die von der Erdmagnetosphäre auf die Erdatmosphäre treffen und als Farbspiel am Himmel sichtbar werden. Ihre elektrische Ladung wird auch von den Nadeln der Bäume aufgenommen. Daher ist für mich dieses ätherische Öl ein Hilfsmittel, das mich zum einen gut erdet, zum anderen aber auch mit der feinstofflichen Welt verbindet. Die Schwarzfichte hat aufrichtende Eigenschaften, sie zieht uns nach oben.

Diese Wirkung habe ich selbst in einem Gespräch erleben dürfen, bei dem ich am Anfang schon wusste, dass es härter zur Sache gehen würde, denn es sollte über meine Zukunft in einem Unternehmen entscheiden. Ich kam mit dem neuen Chef nicht zurecht, der sehr dominant und fordernd auftrat. Um besser geschützt zu sein, gab ich Schwarzfichte auf meine Füße und fächerte sie zusätzlich in mein Energiefeld ein. Ohne Angst und in mir ruhend, ging ich in das Gespräch und traf danach die für mich stimmige Entscheidung.

Die Ureinwohner vom Stamm der Lakota in Kanada und Amerika nutzten die Schwarzfichte, um besser mit dem »Großen Geist« in Kontakt treten zu können. Außerdem soll die Schwarzfichte Fülle und Wohlstand anziehen.

Erinnern wir uns noch einmal an die körperlichen Reaktionen auf Stress: Auch die Sexualfunktionen werden beeinträchtigt. Ich bekomme immer wieder Rückmeldungen von Anwendern, denen die Schwarzfichte als »Liebesöl« gilt. Wie lässt sich das erklären? Manchmal hilft es schon, vom Stress loszukommen, damit es mit der Liebe wieder klappt.

Ein Ehepaar, das schon etwas in die Jahre gekommen war und bei dem die Romantik inzwischen auf Sparflamme lief, hatte nach meinem Vortrag Interesse bekommen, mit der Schwarzfichte zu experimentieren. Als ich später nachfragte, wie sie das ätherische Öl angewendet hatten, im Raum vernebelt oder im Rahmen einer Partnermassage, meinte die Frau: »Es steht bei uns auf dem Nachtkästchen, und es wirkt!«

Praxistipps

Körperliche Anwendung

- Der Duft der Schwarzfichte ist satt und intensiv und eignet sich für eine kleine **Partnermassage zur Stressreduktion.** Der Partner legt sich auf den Bauch. Verteilen Sie etwas neutrales Trägeröl auf dem Rücken, und geben Sie dann direkt auf die Wirbelsäule 3–5 Tropfen des ätherischen Öls der Schwarzfichte.

  Stellen Sie sich nun vor, Ihre Finger seien Adlerfedern, und verteilen Sie mit fächernden Bewegungen ganz zart das ätherische Öl mit den Fingernägeln. Sowohl die Berührung als auch die ätherischen Öle unterstützen die elektrischen Ströme im Körper. Das kann sich prickelnd anfühlen.

  Streichen Sie erst von unten nach oben an der Wirbelsäule entlang, und dann stellen Sie sich vor, dass Sie einen Springbrunnen auf den Rücken zeichnen. Wie eine Fontäne verteilt sich das »Wasser« von der Mitte zur Körperseite hin. An den Wirbelkörpern befinden sich auch die Nervenaustritte zu den Organen, daher geht mit dieser Bewegung ein entspannender Impuls auch an die inneren Organe. In ca. 7 Schritten gehen sie vom unteren Rücken bis auf Schulterhöhe und streichen über die Arme aus. Dies ist ein Element einer speziellen Energieanwendung, die klassischerweise mit Kräuterölen durchgeführt wird.

  Diese Anwendung ist eine schöne Möglichkeit, die Energie des Alltags zu lösen, sich tief zu entspannen und loszulassen. Natürlich eignet sie sich auch als Ouvertüre für ein romantisches Miteinander.

Aromaanwendung

- Der Duft der Schwarzfichte wirkt aufbauend bei seelischen **Durchhängern** und anregend auf das Immunsystem – also ähnlich wie die Wirkung, die für das Waldbaden nachgewiesen ist. Wenn wir überlegen, bei welch harschen Bedingungen die Schwarzfichte überleben kann, wird klar, dass ihr Duft auch in persönlichen Extremsituationen unterstützend und hilfreich sein kann.

EINE KLEINE ENTSPANNUNGSÜBUNG

Setzen Sie sich auf einen Stuhl, und tragen Sie 1 Tropfen des ätherischen Öls der Schwarzfichte auf jeder Fußsohle auf. Stellen Sie die Füße nun hüftbreit auf den Boden, und spüren Sie Ihre Sitzbeinhöcker und Ihre gerade Haltung. Nehmen Sie mehrere tiefe Atemzüge der Schwarzfichte aus Ihren Handflächen.

Lenken Sie nun die Aufmerksamkeit zu Ihren Fußsohlen, und lassen Sie in Ihrer Vorstellung ein Wurzelgeflecht aus ihnen sprießen. Dieses Wurzelgeflecht geht tiefer, tiefer in die Erde. Sie lenken die Aufmerksamkeit in die Füße und stellen sich vor, wie Ihre Wurzeln bis zum Mittelpunkt der Erde reichen.

Nun lenken Sie Ihre Aufmerksamkeit in Ihre Schädelmitte. Stellen Sie sich vor, dass Ihr Haupt an einen silbernen Faden geknüpft ist. An diesem Faden wird Ihr Kopf jetzt ein Stückchen nach oben gezogen. Verweilen Sie einen Moment in dem Gefühl der tiefen Erdung und des Angeschlossenseins nach oben.

Nehmen Sie aus Ihren Händen noch einmal 3 tiefe Atemzüge, und kommen Sie mit dem nächsten Ausatmen wieder vollständig in Ihrem Tagesbewusstsein an. Dehnen und strecken Sie sich, und wenn Sie dem Bedürfnis nachgeben möchten, zu gähnen, dann tun Sie das.

Diese Übung ist hilfreich, um immer wieder den Boden unter den Füßen zu spüren, gerade in Situationen, in denen Sie das Gefühl haben, sie hätten ihn verloren. Menschen, die wie ein »Luftikus« durchs Leben gehen, also wenig **Erdung** haben und leicht mit dem Fuß umknicken oder anstoßen, können in der Früh ausprobieren, ob sie mehr Körpergefühl haben, wenn sie 1 Tropfen Schwarzfichte auf die Fußsohlen geben.

Ich wende die Schwarzfichte gern an, wenn ich mit dem Flugzeug auf Reisen bin. Hoch oben in der Luft haben wir keine Erdung. Ich empfinde es ja immer noch als ein Wunder, dass ein Flugzeug fliegen kann, und muss gestehen, dass ich jedes Mal froh bin, wenn ich wieder festen Boden unter den Füßen spüre. Um meine Unsicherheit beim Fliegen in den Griff zu bekommen, unterstütze ich mich gern mit der Schwarzfichte. Während des Fluges trage ich einfach immer wieder 1 Tropfen auf die Hände auf, verreibe ihn und schnuppere daran.

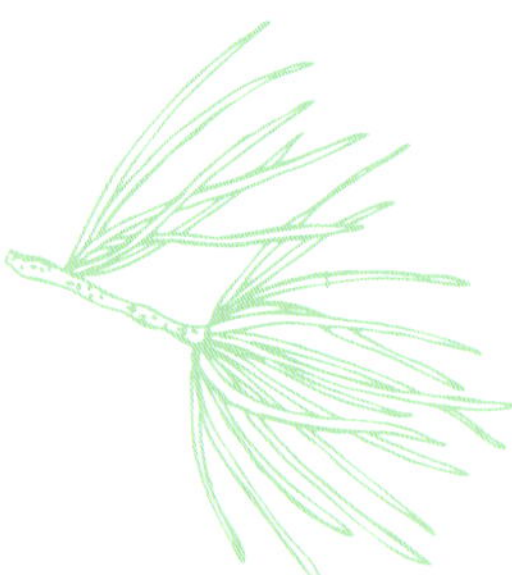

Tannen

Tannen unterscheiden sich von Fichten in der Form der Nadeln und der Zapfen. In den Alpen findet sich vor allem die Tanne. Leider sind diese Bäume sehr empfindlich gegenüber Umweltverschmutzungen, sodass sie heute gefährdet sind. Tannen sind Flachwurzler.

Fichten und Tannen werden in der Umgangssprache gern in einen Topf geworfen und beide als Tannenbäume bezeichnet. Die Tanne kommt jedoch seltener vor als die Fichte. Die beiden Baumarten lassen sich folgendermaßen unterscheiden: Die Zapfen der Tanne wachsen nach oben, die der Fichten nach unten (Merksatz: »ToFu – Tanne oben, Fichte unten«).

Zu Weihnachten holen sich viele Menschen einen Tannenbaum ins Haus, um diesen zu schmücken. Dieser ursprünglich heidnische Brauch der Baumverehrung diente dazu, Licht in die dunklen Stuben zu bringen und böse Geister aus Haus und Stall fernzuhalten. Unsere Vorfahren verzierten sie mit Äpfeln und Nüssen als Symbol für Hoffnung, Zuversicht und Fruchtbarkeit. Diese Tradition hat die Christianisierung überstanden, und heute gelten die Kerzen am Baum als Sinnbild für die Geburt des Heilands, der Licht in die Welt bringt.

Balsamtanne

(Abies balsamea)

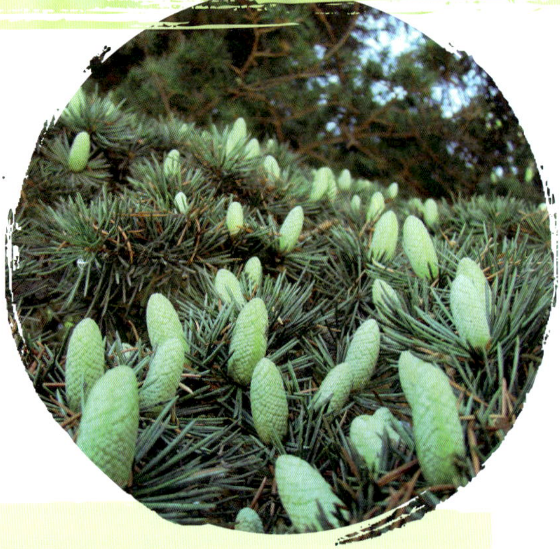

- **Botanische Familie:** *Pinaceae* (Kieferngewächse)
- **Extraktionsverfahren:** Dampfdestillation der Nadeln und Zweige

Pflanzensteckbrief:
Die Balsamtanne kann eine Wuchshöhe von bis zu 25 Metern erreichen, und ihre Form ähnelt einer stattlichen Pyramide. Die Nadeln werden 2–3 cm lang, auf der Oberseite sind sie dunkelgrün, auf der Unterseite silbrig. Wenn die Balsamtanne genug Platz um sich herum hat, bilden sich auch Äste in Bodennähe. Der Baum wächst heute im Norden der USA an der Grenze zu Kanada.

Die Bäume der Balsamtanne müssen 10 Jahre wachsen, bevor sie geerntet werden können. In der konventionellen Aufzucht werden die Bäume leider viel gespritzt. Diese sind für Hersteller von reinen ätherischen Ölen nicht brauchbar. Daher kann es passieren, dass es bei steigender Nachfrage auch einmal zu einem Engpass kommt und das ätherische Öl nicht geliefert werden kann. Die Bäume brauchen eine Entwicklungszeit, die nicht beschleunigt werden kann.

Der Duft der Balsamtanne erinnert sofort an Weihnachten, er ist eine angenehme Mischung aus holzigen und etwas zitronigen Aromen. Für mich riecht das Öl nach einem Waldspaziergang.

Die Balsamtanne fördert das Gefühl von Kraft und Stärke. Gerade in persönlich herausfordernden Zeiten kann Sie ihr ätherisches Öl unterstützen, sich Ihrer eigenen Kraft bewusst zu werden. Hierzu verreiben Sie am besten 1 Tropfen auf der Fußsohle und atmen anschließend den Duft von Ihrer Hand ein. Wann immer Sie sich erschöpft und kraftlos fühlen, bringt Sie diese Anwendung wieder in Ihre Mitte und stabilisiert Sie. Wenn Sie Ihre Schuhe gerade nicht ausziehen können, verreiben Sie einfach 1 Topfen in den Händen, formen mit den Händen ein Körbchen vor der Nase und nehmen ganz bewusst ein paar Atemzüge. Besonders beruhigend ist es, in einem bestimmten Rhythmus zu atmen, z. B. beim Einatmen bis 4 zählen, den Atem anhalten und dabei bis 4 zählen und beim Ausatmen wieder bis 4 zählen.

Die Balsamtanne wirkt erdend und aufrichtend zugleich. Dadurch werden Körper und Geist in Balance gebracht. Spüren Sie nach einer Anwendung mit der Balsamtanne einmal bewusst nach, wie Sie sich in Ihrem Körper wahrnehmen:

- Wie ist Ihr Stand?
- Wie liegen die Füße auf dem Boden auf?
- Wie fühlt sich Ihr Rücken an? Ist er aufrechter, gerader als vorher?

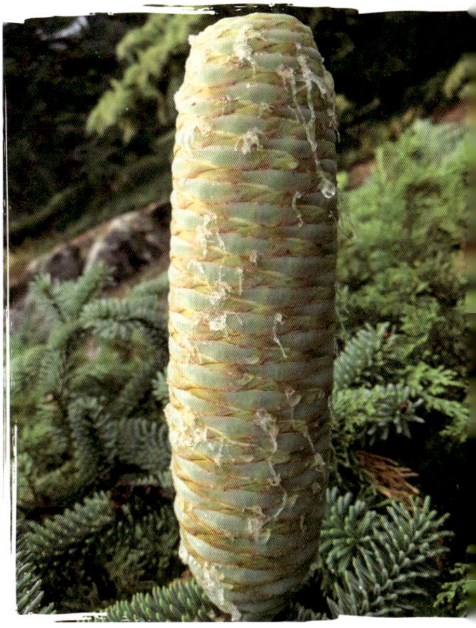

Auf körperlicher Ebene unterstützt der Duft die guten Funktionen der Atemwege.

Mein Tipp: Bei verstopfter Nase 1 Tropfen der Balsamtanne mit etwas neutralem Trägeröl vermischen und um die Nasenlöcher herum auftragen. Sie können dann freier durchatmen. Kleinkindern können Sie 1 Tropfen auf ein Lätzchen oder auf den Schlafanzug geben. Dann können sie die befreienden ätherischen Öle ohne Aufwand inhalieren. Wenn es ein reines ätherisches Öl ist, macht es auch keine Flecken.

Praxistipps

Körperliche Anwendung

- Für den **Bewegungsapparat** kann eine Anwendung mit Trägeröl sehr wohltuend sein. Geben Sie 5–7 Tropfen ätherisches Öl der Balsamtanne in 20 ml Trägeröl, und reiben Sie damit die Füße, die Hände, die Beine oder eine andere Körperzone ein, der Sie etwas Gutes tun wollen.
- Wenn der »Säbelzahntiger« wieder laut gebrüllt hat, fördert dieses ätherische Öl die **Nebennieren.** Verreiben Sie 1 Tropfen in den Händen, und verteilen Sie es auf dem Rücken im Bereich der Nieren. Um diese Anwendung noch zu intensivieren, können Sie die Hände zu einer Faust formen, wobei die Daumen außen auf den Zeigefingern aufliegen. Reiben Sie nun mit der Faust, Daumenseite zum Rücken, in schnellen, kreisenden Bewegungen über Ihre Nieren, um Wärme zu erzeugen. Streichen Sie danach 4-mal nach unten und 4-mal nach oben aus.

Aromaanwendung

- Der Duft der Balsamtanne kann die **Konzentration** unterstützen und bei geistiger Arbeit sehr hilfreich sein. Eine Raumbeduftung motiviert beim Lernen oder Ausarbeiten von Texten. Für eine schnelle Konzentrationssteigerung verreiben Sie 1 Tropfen in den Händen und atmen den Duft von der Handfläche ein.
- In der **Erkältungszeit** reinigt der milde Duft der Balsamtanne in einem Ultraschallvernebler die Raumluft, sodass andere Familienmitglieder fit bleiben.
- Eine weihnachtliche Duftkombination ist Balsamtanne mit ein paar Tropfen Orange, und wer möchte, kann dies noch mit je 1 Tropfen Zimt und Nelke verfeinern. Dieser Duft im Raum erschafft eine gemütliche, warme Atmosphäre.
- Der Duft der Balsamtanne ist auch in der **Sauna** sehr angenehm.

Die Wirkung der ätherischen Öle ist abhängig von den Wirkbestandteilen, den Molekülen der Pflanze. Es ist spannend, wie unterschiedlich die Inhaltsstoffe verschiedener Hersteller sein können. Herkunft, Bodenbeschaffenheit, Klima, Destillationsverfahren, Druck, Temperatur und die Dauer der Destillation haben einen massiven Einfluss. Daher kann es sein, dass zwar die gleiche Namensbezeichnung auf dem Etikett steht, der Geruch und die Wirkung aber andere sind.

Hersteller A	Hersteller B	Hersteller C
Alpha-Pinen	Beta-Pinen	Beta-Pinen
Beta-Pinen	Alpha-Pinen	Bornylacetat
Camphen	Delta-3-Caren	
Limonen	Bornylacetat	
	Limonen	

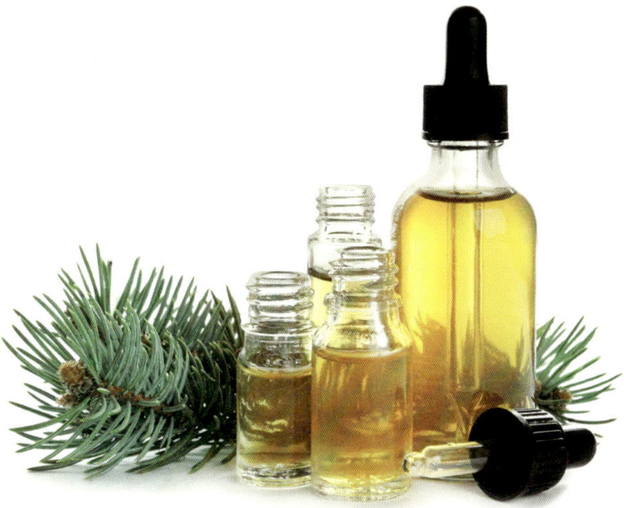

Weißtanne

(Abies alba)

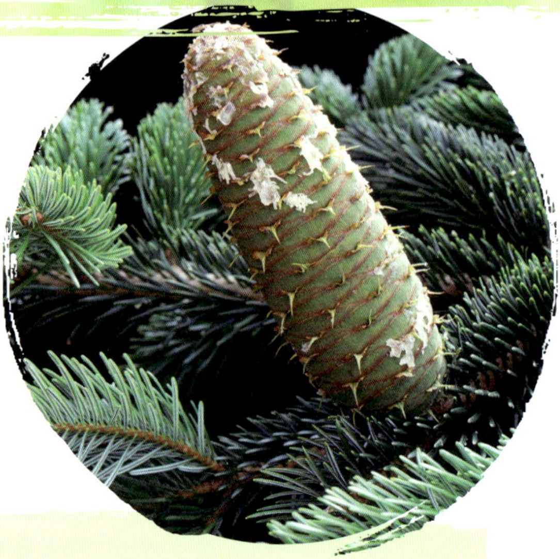

- **Botanische Familie:** *Pinaceae* (Kieferngewächse)
- **Extraktionsverfahren:** Dampfdestillation der Zweige und Nadeln

Pflanzensteckbrief:
Die Weißtanne ist ein heimischer Baum, der vor allem für den Schwarzwald charakteristisch war. Sie wurde »das Gold des Schwarzwaldes« genannt, weil die robusten Stämme für den Schiffsbau nach Holland geliefert wurden. Da die Menschen sie jedoch übermäßig rodeten, wurde die Weißtanne fast vollständig von Fichten verdrängt und ist erst seit einigen Jahren wieder im Kommen.
Als Pfahlwurzler ist die Weißtanne sturmsicher und sehr sicher im Stand. Sie kann 500–600 Jahre alt werden und eine Wuchshöhe von bis zu 65 Metern erreichen. Ihre Nadeln sind auf der Oberseite tiefgrün, auf der Unterseite hell. Außerdem sind sie weich, weshalb sie vom Wild den stechenden Fichtennadeln vorgezogen werden.

Das ätherische Öl der Weißtanne unterstützt das Nervensystem und wirkt emotional und mental aufrichtend. Aus der Signatur der Baumwurzel können wir ableiten, dass die Energie der Weißtanne uns Halt gibt. Der Duft wirkt motivierend und ermutigt uns, nicht aufzugeben und in schwierigen Phasen durchzuhalten. Gleichzeitig hat er eine beruhigende Wirkung auf das Herz und kann somit in aufregenden Lebensphasen hilfreich sein.

Mit einem Trägeröl gemischt, kann das ätherische Öl bei erhöhter Körpertemperatur unterstützen, bei Erkältungen die Lungen stärken und durch seine schleimlösenden Eigenschaften das Abhusten erleichtern.

Praxistipps

Körperliche Anwendung

- Ein Bad mit dem ätherischen Öl der Weißtanne kann das Wohlbefinden verbessern. In Kombination mit der Wärme des Wassers wirkt es sich günstig auf den **gesamten Bewegungsapparat** von Knochensystem, Muskulatur und Nerven aus. Geben Sie 5–7 Tropfen des ätherischen Öls mit 1 Handvoll Salz ins warme Badewasser.

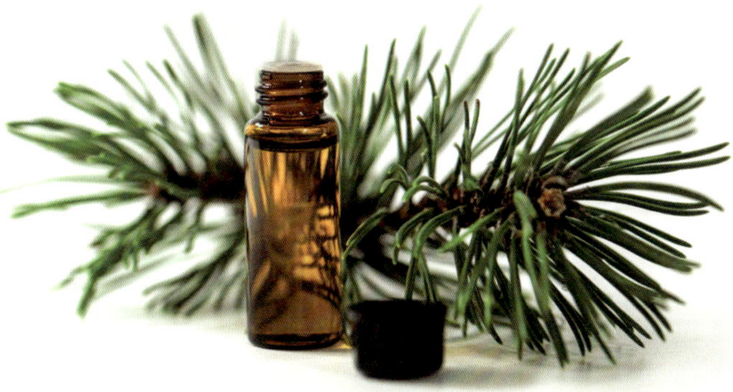

Kanadische Schierlingstanne/ Hemlocktanne

(Tsuga canadensis)

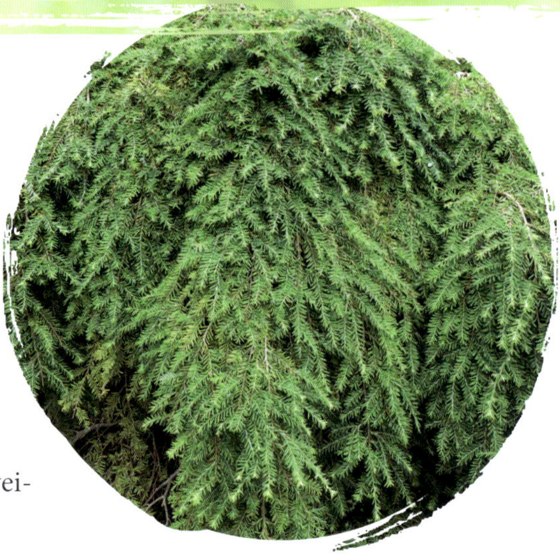

- **Botanische Familie:** *Pinaceae* (Kieferngewächse)
- **Extraktionsverfahren:** Dampfdestillation der Zweige und Nadeln

Pflanzensteckbrief:
Diese Tanne gedeiht im Norden der USA und in weiten Gebieten Kanadas. In kühlen und eher dunklen Tälern fühlt sie sich besonders wohl. Eine Besonderheit der Schierlingstanne ist, dass sie jahrzehntelang im Schatten von anderen Bäumen gedeihen kann. Irgendwann kommt der Zeitpunkt, an dem sie ihren Raum einnimmt und die anderen Bäume überragt. Die Hemlocktanne ist ein Flachwurzler und braucht die Unterstützung anderer Bäume, die ihr zu besserer Standfestigkeit verhelfen, sodass sie vor Stürmen geschützt ist.

Aus der Signatur des Baumes lässt sich die Botschaft herauslesen, dass, egal wie lange jemand im Schatten anderer gestanden hat, der Zeitpunkt kommt, in dem die eigene Stärke zum Tragen kommt. Im Schatten anderer zu stehen, bedeutet auch, einen gewissen Schutz zu genießen, bis man gefestigt genug ist, selbst herauszustechen.

Die zerkleinerte Rinde des Baumes wurde in früheren Zeiten verwendet, um entzündliche Prozesse mithilfe von Körperwickeln zu lindern. Die Nadeln sind weich, elastisch und vorn leicht abgerundet.

Das ätherische Öl wird als »Tsuga« bezeichnet und wirkt auf Zellebene regenerierend, unterstützt den Atemapparat sowie Leber und Niere, da deren Entgiftungsleistung gefördert wird.

Praxistipps

Körperliche Anwendung

- Für ein **strahlendes Hautbild** geben Sie 1 Tropfen Tsuga in eine Schüssel mit warmem Wasser. Tunken Sie ein Gästehandtuch in die Schüssel, wringen Sie es aus, und legen Sie es als warme Kompresse auf Gesicht und Dekolleté.

Aromaanwendung

- Das Aroma von Tsuga wirkt **entspannend** und **hebt die Stimmung.**

Hauptbestandteile des ätherischen Öls

27–40 % Bornylacetat: Dieser Stoff stärkt das Immunsystem.

18–25 % Alpha-Pinen: Dieses Monoterpen wirkt entspannungsfördernd und ist hilfreich bei entzündlichen Prozessen.

13–17 % Beta-Pinen

3–5 % Limonen

5–7 % Tricyclen

2–5 % Myrcen

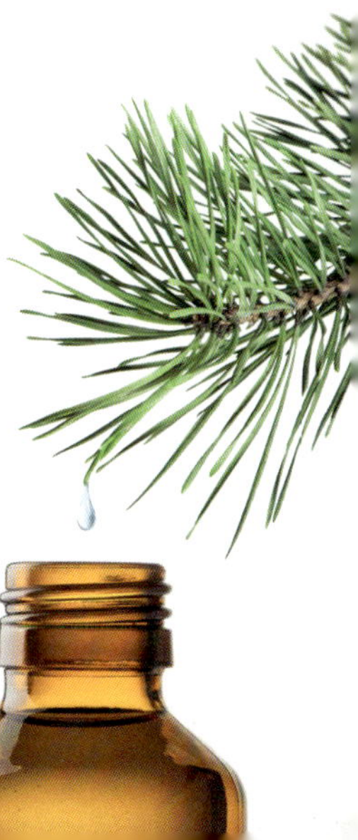

Kiefer

(Pinus sylvestris)

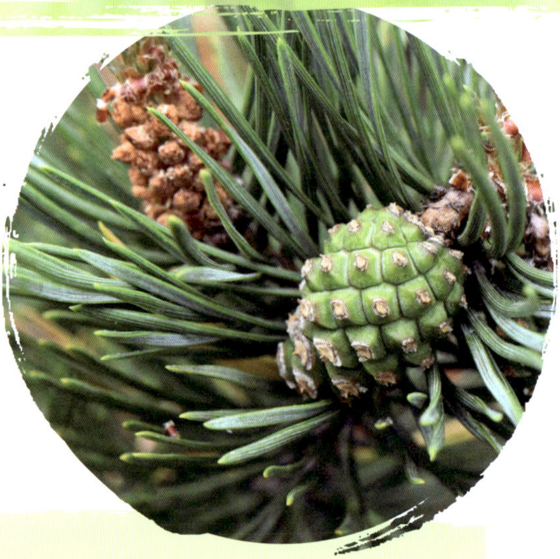

- **Botanische Familie:** *Pinaceae* (Kieferngewächse)
- **Extraktionsverfahren:** Dampfdestillation der Nadeln

Pflanzensteckbrief:
Die Waldkiefer ist auch unter dem Namen »Föhre« bekannt. In ihrer kultivierten Form ist sie die Baumart, die in Deutschland mit am meisten angebaut wird, da sie auch in der Holzwirtschaft genutzt wird. Sie ist ein sehr schnell wachsender Baum und daher wirtschaftlich interessant. Die Kiefer kann eine Höhe von bis zu 48 Metern erreichen. Die ältesten Kiefern, die gefunden wurden, hatten ein Alter von 600 Jahren. Es gibt bei der Kiefer keine feste Wuchsform. Je nach Standort kann sie sowohl eine schmale Gestalt als auch eine breite Krone ausbilden. Die Nadeln sind mit 4–7 cm sehr lang.

Die Kiefer ist ein geografisch weit verbreiteter Baum. Sie ist sehr anspruchslos und gedeiht gut in weiten Teilen Europas. Sie ist sowohl in den kalten Regionen wie Sibirien und Lappland zu finden als auch in warmen Ländern wie der Türkei, Griechenland oder Spanien. Ebenso in Schottland, Frankreich, Österreich, den USA und Kanada ist die Kiefer heimisch.

Da sie ein schnell wachsender Baum und weit verbreitet ist, gehört dieses ätherische Baumöl zu den erschwinglicheren, auch in hoher Qualität mit allen Wirkbestandteilen.

Schon in der Antike empfahl Hippokrates das ätherische Öl der Waldkiefer zur Unterstützung der Atmungsorgane. Auch auf den Bewegungsapparat wirkt sie förderlich und kann in einer Massage für die Gelenke und die Muskulatur sehr wohltuend sein.

Die Waldkiefer ähnelt in ihrer Wirkung dem gewöhnlichen Eukalyptus *(Eucalyptus globulus)*. Ich nehme an, dass auf jedem Kontinent genau die Pflanzen wachsen, die an das jeweilige Klima angepasst sind und den Menschen dort helfen können, in körperlicher, emotionaler und mentaler Balance zu sein. Somit wächst auch in Australien eine eigene Baumart, die dort die Menschen im Bereich des Bewegungsapparates unterstützt.

Praxistipps

Körperliche Anwendung

- Mischen Sie in 50 ml neutrales Trägeröl (Mandel-, Sesam- oder Kokosöl) 10 Tropfen ätherisches Kiefernöl und 10 Tropfen ätherisches Eucalyptus-globulus-Öl, um ein **Wohlfühlöl für Gelenke und Muskulatur** zu erhalten. Mit dieser Mischung können Sie nach dem Duschen den ganzen Körper einreiben, um Muskeln und Gelenke zu unterstützen.
- Für ein **kräftigendes Vollbad** mischen Sie 1 Handvoll gutes, unbehandeltes Steinsalz mit 3–5 Tropfen ätherischem Kiefernöl, und geben Sie die Mischung in das Badewasser. Besonders, wenn Sie geistig und körperlich erschöpft und ausgelaugt sind, bringt dieses Bad Sie wieder in die Balance.

Aromaanwendung

- Die Kiefer hat auch stark reinigende Eigenschaften. Wenn um einen herum alles schnieft und schnäuzt, ist der Duft der Kiefer dazu geeignet, die **Raumluft** zu reinigen.
- Außerdem ist das ätherische Öl ein **Mutmach-Duft,** der gerade auf ängstliche Menschen stabilisierend und generell erhebend wirkt. Wenn das Chaos droht, die Überhand zu gewinnen, lässt einen die Kiefer wieder zu einer Struktur finden.

In der Literatur wird darauf hingewiesen, dass Kiefernöl aufgrund seiner Inhaltsstoffe reizend wirken kann und nicht bei Kleinkindern angewendet werden soll. In den Nachschlagewerken zu ätherischen Ölen mit allen Wirkbestandteilen habe ich diese Warnung nicht gefunden. Je nach Wachstumsort, Bodenbeschaffenheit, Klima, Zeitpunkt der Ernte sowie Art und Weise der Destillation variieren die Inhaltsstoffe stark.

Hersteller A	Hersteller B
Alpha-Pinen	Cadinen
Beta-Pinen	Phellandren
Limonen	Pinen
Delta-3-Caren	Caren
	Cymol
	Campher

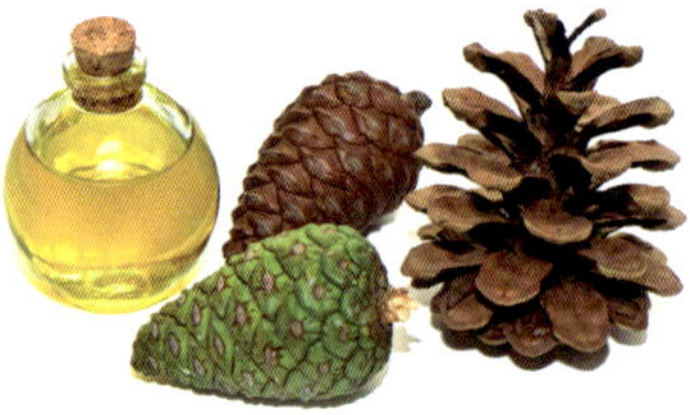

Caren ist ein interessantes Molekül. Dieser Wirkstoff kann die Übertragung von Schmerzsignalen unterbinden. Daher rührt vielleicht auch die positive Wirkung auf Muskulatur, Sehnen, Bänder und Nerven.

Gelbkiefer

(Pinus ponderosa)

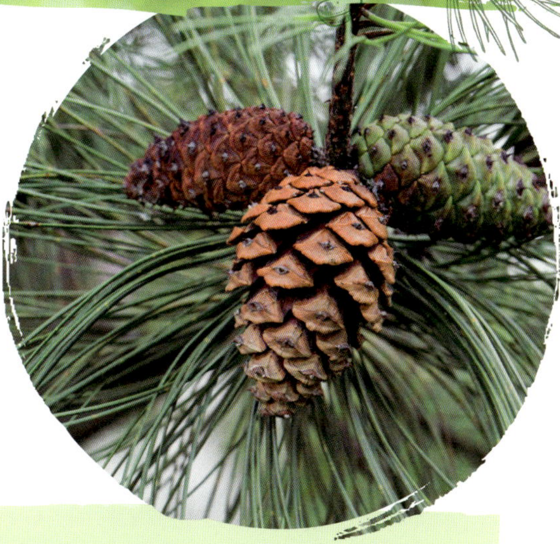

- **Botanische Familie:** *Pinaceae* (Kieferngewächse)
- **Extraktionsverfahren:** Dampfdestillation aller Teile des Baumes

Pflanzensteckbrief:
Im Norden der USA, in Kanada und in Mexiko ist die Gelbkiefer heimisch. Im US-Bundesstaat Montana ist sie der offizielle Staatsbaum. Die Gelbkiefer gedeiht besonders auf eher trockenen Böden in der Sonne, kann den tiefen Temperaturen im Winter jedoch auch standhalten. Ihr Stamm wächst außergewöhnlich gerade und wird in der Holzwirtschaft geschätzt, weil das Holz zudem sehr hart und tragfähig ist.

Auch die Ureinwohner Amerikas schätzten die Gelbkiefer. Aus dem Harz rührten sie eine Wundsalbe zur Hautpflege an, die Zweige wurden für Rituale in der Schwitzhütte und gegen Muskelschmerzen eingesetzt. Zur feinstofflichen Reinigung wurden Pollen und Nadeln verräuchert.

Die Wirbelsäule in ihrer natürlichen Fähigkeit, sich auf- und auszurichten, unterstützen

von Felicitas Besser

Baumöle laden uns ein, uns gut zu verwurzeln und in unser persönliches Potenzial hineinzuwachsen. Wenn wir dies tun, kann unser Körper das ausdrücken, indem er sich aufrichtet, vor allem unsere Wirbelsäule. Dabei bringt jedes Baumöl einen eigenen Aspekt mit. Die folgenden Beschreibungen sollen die Auswahl erleichtern.

- **Die Kiefer:** Sie trotzt starkem Frost, Stürmen und Trockenheit. Wenn Ihnen also emotional ein eisiger Wind um die Nase weht und Sie in Ihrem Umfeld oder im Herzen Trockenheit und Dürre ertragen müssen, könnte dieses das Öl Ihrer Wahl sein.
- **Die Schwarzfichte:** Sie verankert sich über tiefe Pfahlwurzeln. Das Öl des Baumes kann helfen, wenn das Ziel ein Vordringen in die Tiefe verlangt, sei es thematisch mit gut fundiertem Wissen oder emotional. Vor einem Bücherberg zu stehen oder auch, sich der eigenen Emotionen klar zu werden und zu ihnen zu stehen, erfordert oft Mut. Hier kann Sie das Öl der Schwarzfichte mit seiner warmen, angenehm holzigen Note inspirieren.
- **Die Blaufichte:** Bei nährstoffreichem, feuchtem Boden treibt sie ihr Wurzelsystem flach, aber beständig voran. Wenn Ihr Ziel eine »breite Aufstellung« verlangt, es notwendig ist, ein großes Netzwerk oder breit gefächertes Wissen aufzubauen, kann dieses Öl das richtige sein, um auftretende Hindernisse mit Beständigkeit und dem Vertrauen in die eigenen Ressourcen und Trümpfe zu überwinden. Dabei ist es wichtig, die eigenen Stärken zu kennen und das Netzwerk bzw. das Wissen beständig auszudehnen.

- **Die Atlaszeder:** Sie vermag, wenn Krone und Wurzeln genug Platz haben, einer der majestätischsten Bäume zu werden. Hier reichen akzeptable Bedingungen und die Möglichkeit, (emotional, mental …) zu wachsen. Dieses Baumöl kann Sie Schritt für Schritt inspirieren und Ihre Beständigkeit und Hartnäckigkeit wecken, um Ihr volles Potenzial zu entfalten. Dies geschieht, indem Sie sich immer wieder mit diesem Öl erden – sich Ihre Ressourcen und Bedingungen bewusst machen – und nach oben hin ausdehnen und zur Sonne ausrichten – sich an Ihren Zielen und Ihrem Potenzial orientieren.

IN DAS VOLLE POTENZIAL HINEINWACHSEN

Die folgende Übung können Sie im Sitzen und im Stehen ausführen: Geben Sie 2–4 Tropfen des ausgewählten ätherischen Öls auf eine Handfläche, und verreiben Sie es zwischen den Händen. Legen Sie dann eine Hand in den Nacken direkt unterhalb des Schädelrandes und die andere Hand auf das untere Ende der Wirbelsäule am Steißbein. Spüren Sie nun in die Wirbelsäule hinein, und nutzen Sie die Kraft der Visualisierung: Stellen Sie sich vor, wie jeder Wirbel sich aufrichtet und jede Bandscheibe sich aufplustert und Sie wie ein Baum in Ihr volles Potenzial hineinwachsen.

Ich mische für diese Übung gern verschiedene ätherische Öle, um die unterschiedlichen Qualitäten zu nutzen. Die folgende Mischung empfinde ich als sehr ausgewogen:

- **Weihrauch** – Er erinnert mich daran, dass mein höchstes Potenzial in mir ist.
- **Geranie** – Sie ermuntert mich, ein Thema anzugehen (obwohl es kein Baumöl ist, passt es als blumiger Aspekt prima zu den Baumölen, um auch zwischen männlicher und weiblicher Energie auszugleichen).

- **Schwarzfichte** – Sie hilft mir, in meinem Tun und Denken die notwendige Tiefe zu erreichen und mich stabil in dem, was ich kann, zu verankern.
- **Kampferholz** – Es lädt zu einer tiefen und freien Atmung ein. Damit kann ich selbst für eine optimale Durchblutung und Sauerstoffversorgung des Gehirns sorgen. Der Kampferbaum zählt übrigens zu den Lorbeergewächsen, und über das Öl des Lorbeers heißt es, dass es Siegesgewissheit verleiht – welche bessere Aufforderung könnte es geben, nun ins Handeln zu kommen?

PARTNERVARIANTE

Diese Übung kann im Stehen oder im Sitzen ausgeführt werden: Nehmen Sie 2–4 Tropfen des gewählten ätherischen Öls auf eine Handfläche, und verreiben Sie es zwischen den Händen. Legen Sie dann eine Hand in den Nacken Ihres Partners, direkt unterhalb des Schädelrandes, und die andere Hand auf Höhe des Steißbeines auf das untere Ende der Wirbelsäule. Spüren Sie dabei in die Wirbelsäule hinein, und nutzen Sie die Kraft der Visualisierung: Stellen Sie sich vor, wie sich bei Ihrem Partner jeder Wirbel aufrichtet und sich jede Bandscheibe aufplustert und Ihr Partner wie ein Baum in sein volles Potenzial hineinwächst.

Experimentieren Sie damit, was passiert, wenn Sie allein den anderen visualisieren oder wenn er auch selbst für sich visualisiert.

Versuchen Sie die Übung auch einmal bei Ihrem Kind, z.B. vor einer wichtigen Schulaufgabe oder, wenn es Angst vor der Einschulung hat. Mit Kindern kann meist sehr gut gemeinsam visualisiert werden, wie das Kind zum kräftigen Baum wird, der sich stark fühlt, wenn der Wind durch seine Äste streift …

Im medialen Coaching finden meine Klienten Leichtigkeit und Selbstliebe, sodass der innere Wandel, der zur Lösung vieler Themen erforderlich ist, auch im turbulenten und schnelllebigen Alltag seinen Raum und seine Zeit finden kann – dabei erweisen uns ätherische Öle sanfte und effektive Dienste.

Zirbe

(Pinus cembra)

- **Botanische Familie:** *Pinaceae* (Kieferngewächse)
- **Extraktionsverfahren:** Je nach Hersteller entweder Dampfdestillation der frischen Triebe oder von Holz, Zapfen und Trieben

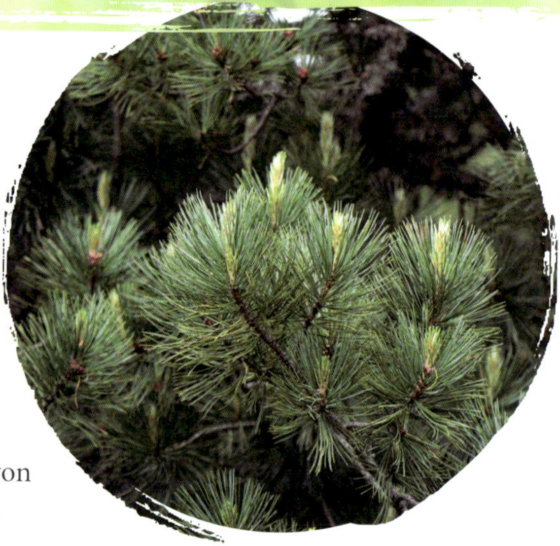

Pflanzensteckbrief:
Die Zirbenkiefer ist ein sehr kraftvoller, langsam wachsender Baum, der eine Höhe von bis zu 25 Metern erreichen kann. Er ist in den Alpen, in Südtirol und in den Karpaten heimisch, wo er sich seit der letzten Eiszeit angesiedelt hat. Die Zirbe bildet Büschel aus, die immer aus 5 langen, biegsamen Nadeln bestehen. Sie wächst hoch im Gebirge, zum Teil unter widrigen Bedingungen. Das macht sie so widerstandsfähig und ihr ätherisches Öl so interessant.

Die frischen Triebe, die für die Ölgewinnung verwendet werden, geben ihr ätherisches Öl relativ leicht frei. Es werden 80–100 kg für 1 Liter ätherisches Öl benötigt. Dafür müssen die Bäume nicht extra gefällt werden. Da es einige Zirbenholzschreinereien gibt, die sich auf die Verarbeitung dieses Holzes spezialisiert haben, fällt ohnehin »Abfall« in Form von Zweigen, Nadeln und Zapfen an. Ich finde es sehr gut, wenn diese kostbaren Rohstoffe nicht verschwendet werden. Gutes Zirbenöl habe ich bislang nur von kleinen Manufakturen gefunden. Leider gibt es die Zirbe noch nicht von dem Hersteller, mit dem ich gewöhnlich zusammenarbeite.

Die Zirbe wird auch die »Königin der Alpen« genannt, da sie in einer Höhe von 1500–2500 Metern im Gebirge gedeiht und sich dem Licht entgegenstreckt. Die Bäume können ein stattliches Alter von 1000 Jahren erreichen. Die Zirbe ist ein Baum mit hoher Lichtkraft. Ich denke, das haben die Menschen auch früher schon gespürt und die Zirbe deshalb gern als Werkstoff verwendet. Außerdem wird sie als »Weihrauch der Alpen« bezeichnet, da ihre Wirkung ähnlich ist.

Das Aroma der Zirbe ist angenehm und nicht aufdringlich. Zirbenholz wird auch zum Austäfeln von Stuben in Bauernhäusern verwendet, die dann sofort ein wohliges Gefühl vermitteln. Besonders erholsam ist das Schlafen in einem Zirbenholzbett. Es ist erwiesen, dass es herzschonender ist als in anderen Betten. Wer in einem Zirbenholzbett einmal Probe liegt, will oft gar nicht mehr aufstehen. Ich habe auf meinem Nachttisch auch ein Zirbenholzöl stehen, und vor dem Schlafengehen vermische ich gern 1 Tropfen davon mit neutralem Trägeröl, um die Mischung auf meine Stirn aufzutragen. Den Rest Öl von meinen Händen verreibe ich noch auf den Füßen. Das hilft, gut und schnell in den Schlaf zu finden. In früheren Zeiten wurde Zirbenholz auch verwendet, um Schränke und Truhen für die Wäsche zu bauen, da das Holz einen natürlichen Schutz vor Ungeziefer hat. Brot, das in einer Zirbenholzschale gelagert wird, schimmelt nicht so schnell. Dafür sind die ätherischen Öle verantwortlich. Seit Kurzem gibt es sogar Holzhalter für das Handy, die den Elektrosmog abschirmen sollen. Und auch für den Gaumen ist die Zirbe wertvoll. So werden leckere Schnäpse und Liköre aus Zirbe gewonnen.

Wie die meisten Baumöle macht auch der Duft der Zirbe mutiger und selbstbewusster und kann die Laune verbessern.

Generell unterstützt das ätherische Öl der Zirbe Muskulatur und Atemwege, und wenn es im Raum vernebelt wird, reinigt es die Raumluft, besonders in der Erkältungszeit.

Praxistipps

Körperliche Anwendung

- Die entspannende und entstressende Wirkung der Zirbe können Sie sich auch über den Duft an den Schlafplatz holen. Stellen Sie sich einfach eine **Schale mit Zirbenholzspänen** auf den Nachttisch, und beträufeln Sie sie immer wieder mit 1–2 Tropfen ätherischem Zirbenöl. Der Duft verbreitet sich sehr dezent im Raum und unterstützt eine entspannte Nachtruhe – als würden Sie im Wald schlafen.
- Mischen Sie 5 Tropfen Zirbenöl mit 10 ml Wasser in einem Sprühfläschchen, schütteln Sie dieses, und besprühen Sie Ihr **Kopfkissen** mit der Mischung. Wenn die Mischung zügig verbraucht wird, braucht sie nicht stabilisiert zu werden. Wenn Sie eine größere Menge anmischen, geben Sie einen kleinen Spritzer Wodka hinzu.
- Eine kostbare und nahrhafte Knabberei sind die »Nüsse« der Zirbelkiefer. Im kalten Sibirien reifen die Kerne bis zu 4 Jahre in den Zapfen heran und sind richtige Vitalstoffbomben. Sie werden als **»Zedernnüsse«** angeboten, stammen aber von der Zirbe.

Da ich nur ganz kleine Manufakturen gefunden habe, die Zirbenöl herstellen, war es gar nicht so einfach, die Hauptbestandteile herauszufinden. Kleine Hersteller können sich oft keine Laboruntersuchungen leisten.

Hersteller A

Bornylacetat
Alpha-Pinen
Myrcen
Perpinolen
Cineol
Camphen
Beta-Pinen
Gamma-3-Caren
Limonen

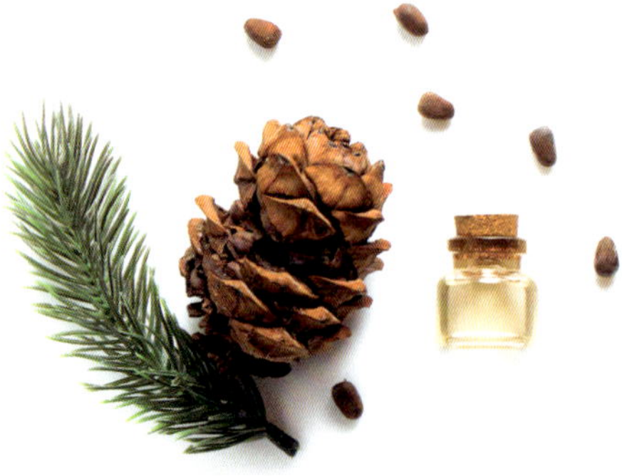

Zeder

(Cedrus atlantica)

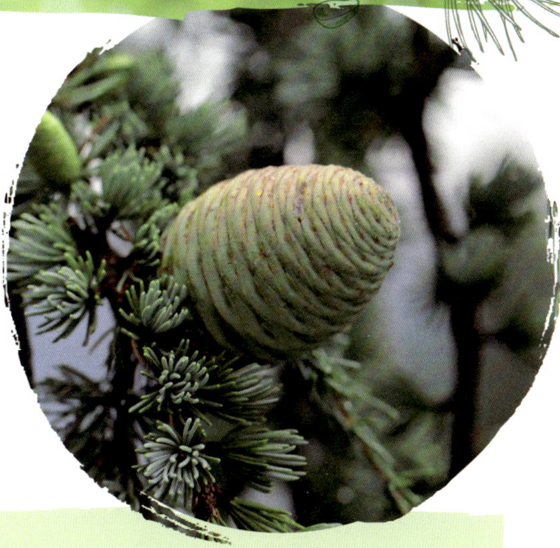

- **Botanische Familie:** *Pinaceae* (Kieferngewächse)
- **Extraktionsverfahren:** Dampfdestillation der Rinde

Pflanzensteckbrief:
Die Atlaszeder ist ein immergrüner Baum, der eine Wuchshöhe von bis zu 40 Metern erreichen kann. Ursprünglich stammt sie aus dem Atlasgebirge in Nordafrika. Diese Gattung kommt der Zeder aus dem Libanon, die schon zu biblischen Zeiten Verwendung fand, am nächsten. Es gibt alte Zedern, die bis zu 900 Jahre alt sind. Die Atlaszeder ist ein sehr individueller Baum, der keine feste Wuchsform aufweist. Die Nadeln sind 1,5–2,5 cm lang und in kleinen Büscheln angeordnet.

Aus antiken Aufzeichnungen ist bekannt, dass das ätherische Öl der Zeder schon vor mindestens 6000 Jahren Verwendung fand. So wurden im alten Ägypten im Rahmen der Mumifizierung die Leichname damit behandelt. Damals wurde Zedernholz auch vorrangig für den Bau von Schiffen, Palästen und Tempeln verwendet. Besonders bekannt ist der Palast von König Salomon in Jerusalem, für den die mächtigen Zedern aus dem Libanon verwendet wurden.

Die Zeder ist in unterschiedlichen Gattungen auf der ganzen Welt zu finden, und viele Geschichten und Mythen ranken sich um sie. Die Zeder galt in Mesopotamien, der Wiege der Menschheit, als »Weltenbaum«. In der Kultur der Sumerer gab es den Hauptgott Ea, den Gott der Weisheit. Dieser galt als Herr der Erde und lebte in der Zeder. Die Zeder wurde auch für Weissagungen verwendet und in Ritualen, um die Lebenskräfte zu wecken.

Aus dem alten Orient gibt es die Geschichte von König Gilgamesch. Der König war auf der Suche nach Holz in einem Zedernwald. Da er sich sehr habgierig verhielt, brachte er die Geister des Waldes gegen sich auf. Es ist schon erstaunlich: Der Gilgamesch-Epos gehört zu den ältesten Texten der Menschheit, und schon damals wurde darauf hingewiesen, dass der Wald und die natürlichen Ressourcen schützenswert sind und damit achtsam umgegangen werden muss.

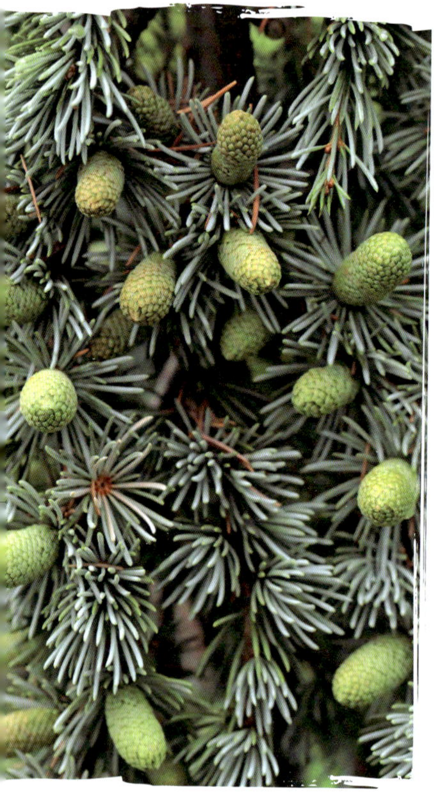

In Russland wird die Zeder auch hochgeschätzt. Die Bücher von Wladimir Megre über »Anastasia – die klingenden Zedern Russlands« regen die Menschen zu einem ökologischen Bewusstsein an. In Russland gibt es mittlerweile Anastasia-Gemeinschaften, in denen Menschen, die sich bewusst für einen schonenden Umgang mit der Natur entscheiden, gemeinsam leben und arbeiten. Es ist überall spürbar, dass ein Umdenken notwendig ist, will die Menschheit bestehen bleiben.

Das ätherische Öl von Zedernholz enthält einen hohen Anteil der Molekülgruppe der Sesquiterpene. Dadurch bringt dieses ätherische Öl viel Sauerstoff in die Zellen und das Gehirn. Es hat eine harmonisierende Wirkung auf die Kopfdrüsen, insbesondere die Zirbeldrüse. Ich nutze daher das Zedernholzöl gern im Bereich des Dritten Auges auf der Stirn.

Nachdem ich mir über einen längeren Zeitraum immer abends das Zedernholzöl auf das Dritte Auge aufgetragen hatte, waren meine Augenlider eines Morgens so verklebt und verkrustet, dass ich sie nicht öffnen konnte. Mein Mann musste mir einen feuchtwarmen Waschlappen bringen, um die Verkrustungen zu lösen. An bestimmten Tagen trug ich dann kein Zedernholzöl auf, und am nächsten Morgen konnte ich die Augen ganz normal öffnen. Andere Anwender berichteten von ähnlichen Erfahrungen. Ich kann mir das nur so erklären, dass das Zedernholzöl einen Reinigungsprozess in Gang setzt und die Giftstoffe über die Augen ausgeleitet werden.

Das Zedernholzöl wird auch als das ätherische Öl der Visionäre bezeichnet, denn sein Duft hilft, gut geerdet sowie nach oben ausgerichtet zu sein, und flutet das Gehirn mit Sauerstoff. Dadurch ist man viel fokussierter und behält sein Ziel im Auge. Kein Wunder also, dass dieses ätherische Öl besonders im Management beliebt ist und vor wichtigen Meetings und Entscheidungen Einsatz findet.

Der Duft der Zeder ist auch in vielen Männerprodukten enthalten. Das ätherische Öl agiert als sogenanntes Phyto-Testosteron und spricht das männliche Hormonsystem an. Sowohl Männer als auch Frauen brauchen Testosteron, um in die Tatkraft zu kommen. Daher ist die Zeder eine gute Unterstützung für Menschen, die große Visionen im Kopf haben, denen es aber schwerfällt, diese in die Tat umzusetzen. Mit dem Duft der Zeder bleiben gute Ideen keine Luftschlösser.

Mit dem Geruch der Zeder musste ich mich erst einmal anfreunden, und auch auf meinen Erlebnisabenden polarisiert er immer wieder. Die einen fühlen sich vom harzigen Duft angesprochen und könnten förmlich ins Fläschchen kriechen, die anderen ziehen mit einem »Bäh!« das Fläschchen von der Nase weg. Auch für meine Nase ging der Duft der Zeder am Anfang eher in Richtung »Katzentoilette«.

Vielleicht kann Ihnen meine sehr persönliche Geschichte mit dem Zedernholzduft helfen, ihn richtig einzuordnen, und motivieren, sich auch einmal einem vermeintlichen »Stinkeöl« zu stellen: Kurz nachdem ich die Zeder erstmals gerochen hatte, war ich bei einer Ayurveda-Therapeutin. Sie war auf der Suche nach guten ätherischen Ölen und hatte sich an mich gewandt. Im Ayurveda ist auch das Riechen ein Bestandteil der Therapie. Aus einer Reihe von Düften, die blind gerochen werden, findet der Therapeut die sogenannten Konfliktöle heraus. Als wir zur Zeder kamen, sagte ich: »Vorsicht, die stinkt ein bisschen.« Daraufhin sah mich die Therapeutin an und meinte trocken: »Dann haben Sie ein Vaterproblem.« Ich schaute sie verdutzt an.

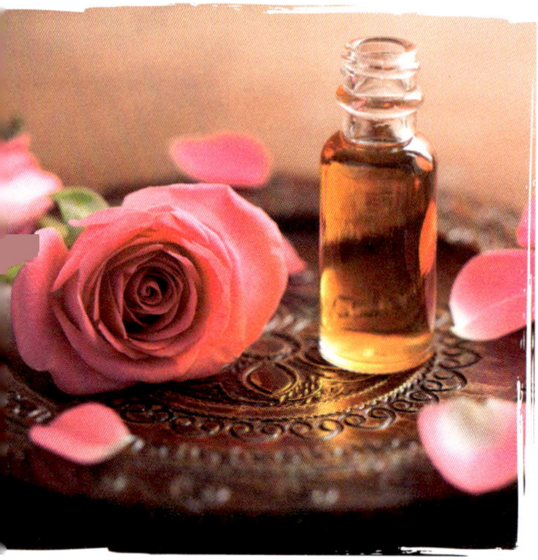

Blütenöle wie Rose, Ylang Ylang oder Jasmin haben eher mit unserer eigenen weiblichen Seite, aber auch mit der Beziehung zur Mutter und deren Herkunftsfamilie zu tun. Kräuter- und Baumöle sprechen unsere eigene männliche Seite und die Beziehung zum Vater und dessen Herkunftsfamilie an. Ich ließ das alles während der Heimfahrt auf mich wirken, und plötzlich tauchte vor meinem inneren Auge eine Szene aus meiner Kindheit auf. Als ich 4 Jahre alt war, fuhr ich mit meinem Roller in hoher Geschwindigkeit unsere lange Einfahrt entlang. Der Teer war teilweise vom Wurzelwerk der alten Apfelbäume aufgeworfen. Mein Vater beobachtete mich und rief mir zu: »Pass auf, dass du nicht hinfällst.« Wahrscheinlich, weil das Unterbewusstsein »nicht« nicht versteht, lag ich auch prompt schreiend am Boden, den Rollerlenker unter dem Kinn, und hatte eine Platzwunde. Mein Vater war in der Situation so überfordert, dass er mir im Affekt eine ordentliche Backpfeife gab. Als ich daran dachte, trieb es mir die Tränen in die Augen. Da wusste ich, dass dieses Erlebnis noch nicht fertig bearbeitet war.

Meistens hat ein ätherisches Öl, das uns nicht gleich gefällt, ein thematisches Geschenk für uns.

Nun, da ich um die Vorzüge der Zeder wusste, trug ich das ätherische Öl weit von der Nase entfernt auf die Fußsohlen auf. Doch als ich nach zwei Wochen wieder einmal bewusst am Fläschchen roch, erinnerte mich der Duft gar nicht mehr an Katzentoilette, sondern eher an Marzipan. Seitdem nutze ich die Zeder auch im Gesicht, denn ihr ätherisches Öl ist sehr hautpflegend. Heute gehört es definitiv zu meinen Lieblingsölen. Ich erlebe immer wieder, dass der Duft der Zeder am Anfang als unangenehm empfunden wird. Lassen Sie sich davon nicht abhalten, und gehen Sie mit diesem Duft auf eine innere Entdeckungsreise.

Praxistipps

Körperliche Anwendung

- Zedernholz steht für das männliche Prinzip und die Rose für das weibliche. Im Alltagsleben kommt es oft vor, dass wir eine Seite überbetonen, z. B., weil wir als Frau unseren Mann stehen müssen und die hingebungsvollen, empfangenden Qualitäten nicht ausleben können. Um die innere Balance zu pflegen, können Sie beide Düfte kombinieren: Baum trifft Blume.

  Mischen Sie 20 ml neutrales Trägeröl mit 4–5 Tropfen Rose und 4–5 Tropfen Zedernholz. Wenn Ihnen der Duft zu intensiv ist, können Sie das ätherische Öl natürlich reduzieren.

  Diese Mischung können Sie gut in einen kleinen Roll-on abfüllen, um sich damit tagsüber immer wieder auszubalancieren und **Harmonie zwischen Ihren männlichen und weiblichen Anteilen** herzustellen.
- Für eine **romantische Pause** im Alltag geben Sie 1–2 Tropfen dieser Mischung mit etwas Steinsalz in ein Wannenbad. Das wirkt sehr stimulierend, sowohl allein als auch mit dem Partner. Das Öl ist auch geeignet für eine aphrodisierende Massage vor dem Liebesspiel.
- Erwärmen Sie 20 ml Sesamöl leicht, und geben Sie 3–5 Tropfen Zedernholzöl dazu. Massieren Sie sich mit dieser Mischung die Füße.

Noch entspannender ist es natürlich, wenn Sie sich von jemand anderem eine **Fußmassage** geben lassen. Dabei sollte die ganze Fußsohle eingeölt werden und ein besonderer Fokus auf die Zehen gelenkt werden. Vor allem auf dem großen Zeh liegen die Reflexzonen des Kopfbereiches, des Gehirns und der Hirnanhangsdrüse. Mit einem etwas festeren Griff kann hier ein belebender Impuls gesetzt werden. Ziehen Sie anschließend Baumwollsocken über die eingeölten Füße, und ruhen Sie nach. Wenn Sie gleich ins Bett gehen, erleben Sie bestimmt eine besonders erholsame Nachtruhe.

Im Alltag sind wir oft vielen optischen Reizen ausgesetzt, besonders künstlichem Licht, das die Augen anstrengt. Der folgende **Kurzurlaub für die Augen** und die Pflege der Zirbeldrüse tut da einfach gut.

Suchen Sie sich einen Platz, an dem Sie die Ellbogen aufstützen können. Eventuell legen Sie eine Decke als Unterlage auf den Tisch. Die Füße stehen parallel flach auf dem Boden. Verreiben Sie 1 Tropfen des ätherischen Zedernholzöls in den Händen. Legen Sie dann Ihre Finger auf die linke Stirnhälfte, und ziehen Sie sie mit den Fingerspitzen zur rechten Seite. Dabei tragen Sie das ätherische Öl auf die Stirn auf. Wenn Sie Linkshänder sind, tragen Sie das Öl von der rechten Stirnseite zur linken hin auf. In der westlichen Welt haben viele eine überaktive linke Gehirnhälfte, die für das analytische Denken und die rechte Körperseite verantwortlich ist. Um das Gehirn zu entspannen, wird das Öl bewusst von links nach rechts aufgetragen. Riechen Sie den Duft der Zeder bewusst für 3–4 Atemzüge, und stellen Sie sich dabei vor, wie gut Sie geerdet sind.

Reiben Sie nun die Hände fest aneinander, um diese anzuwärmen. Bedecken Sie mit einer Handfläche die geschlossenen Augen. Dabei liegt die Hand wie ein Körbchen über den Augen und hat keinen Kontakt mit den Augenlidern. Legen Sie die andere Handfläche darüber, sodass kein Lichtstrahl mehr hindurchdringt. Stützen Sie nun die Ellbogen vor sich ab, sodass eine lockere und entspannte Haltung möglich ist. Stellen Sie sich dabei vor, dass alle Last des Alltags von Ihren Schultern abfällt. Sie genießen die Dunkelheit, diesen Kurzurlaub für die Augen. Achten Sie auf Ihren Atem, wie er von allein kommt und wieder geht. Riechen Sie den balsamischen Duft der Zeder, der sich von Ihren Händen verbreitet. Mit jedem Atemzug können Sie immer tiefer entspannen und genießen die Dunkelheit. Lassen Sie die Wärme aus Ihren Händen strömen, und genießen Sie die Entspannung der Augen.

Wenn es sich für Sie gut anfühlt und Sie die Übung beenden möchten, lösen Sie eine Handfläche, dann die andere, und mit blinzelnden Augen gewöhnen Sie sich langsam wieder an die Helligkeit.

Allein ein paar Minuten Dunkelheit entspannen die Augen, vor allem, wenn Sie viel auf den PC-Monitor oder Ihr Handy gucken und die Augen trocken und verspannt sind.[11]

Ätherische Öle können die **Gehirnwellen ausbalancieren.** Manche Kinder fallen in Kindergarten oder Schule aus dem Rahmen, weil sie sich lethargisch oder wie ein »Zappelphilipp« verhalten. Beides können Anzeichen einer Aufmerksamkeitsstörung oder einer Hyperaktivität sein. Eltern und Erzieher sind oft überfordert und greifen viel zu schnell zu Medikamenten, die dauerhaft sogar abhängig machen können. Wenn Ernährung und Darmmilieu gut eingestellt sind, nehmen Auffälligkeiten häufig ab. Das Thema »Ernährung« sollte unbedingt stärker beachtet werden.

Dr. Terry S. Friedmann, ein ganzheitlich arbeitender Arzt, führte eine kleine wissenschaftliche Studie durch.[12] Kinder, die die oben beschriebenen Auffälligkeiten haben, zeigten bei Gehirnwellenmessungen vorherrschend Thetawellen. Das bedeutet, dass sie sich in einem schlafähnlichen Zustand befanden und sich dadurch schlecht konzentrieren konnten. Nun bildete er 3 Testgruppen mit je 6 Teilnehmern: Die eine Gruppe bekam Zedernholz-, die zweite Vetiver- und die dritte Lavendelöl, das sie über 30 Tage hinweg 3-mal täglich inhalierten.

---

11 Für mehr Tipps rund um das Thema »Augen« kann ich die Literatur von Caroline Ebert sehr empfehlen.

12 files.meetup.com/1481956/ADHD%20Research%20by%20Dr.%20Terry%20Friedmann.pdf.

Diese drei ätherischen Öle haben unterschiedliche Qualitäten: Das Zedernholzöl wurde ausgewählt, weil es reich an Sesquiterpenen ist, wodurch viel Sauerstoff in die Gehirnzellen gelangt. Vetiver hat eine ausgleichende und beruhigende Wirkung auf das Nervensystem, regt jedoch gleichzeitig den Kreislauf an. Lavendel wird eine beruhigende, entspannende Wirkung nachgesagt.

Am Ende der Testzeit wurden die Gehirnwellen erneut gemessen. Vetiver- und Zedernholzöl hatten ungefähr denselben Effekt: Um rund 32 % konnten die Betawellen im Gehirn gesteigert werden, die einen Zustand wacher, konzentrierter Aufmerksamkeit anzeigen. Es konnte also deutlich nachgewiesen werden, dass die ätherischen Öle die Gehirnaktivität steigern. Beim Lavendelöl konnte keine gesteigerte Gehirnaktivität nachgewiesen werden, doch die Probanden verhielten sich ruhiger und freundlicher.

Falls Ihr Kind diese Schwierigkeiten hat, probieren Sie doch einmal eine Mischung aus 3 Tropfen Zedernholz, 3 Tropfen Vetiver und 3 Tropfen Lavendel in 10 ml Trägeröl. Sie können diese Mischung in ein Roll-on-Fläschchen geben. Tragen Sie sie morgens und abends auf die Füße auf, und massieren Sie besonders die Zehen. Der große Zeh hängt besonders mit dem Gehirn zusammen. Im besten Fall wirkt es, und im schlechtesten Fall tritt keine Verbesserung ein. Doch es schadet jedenfalls nicht.

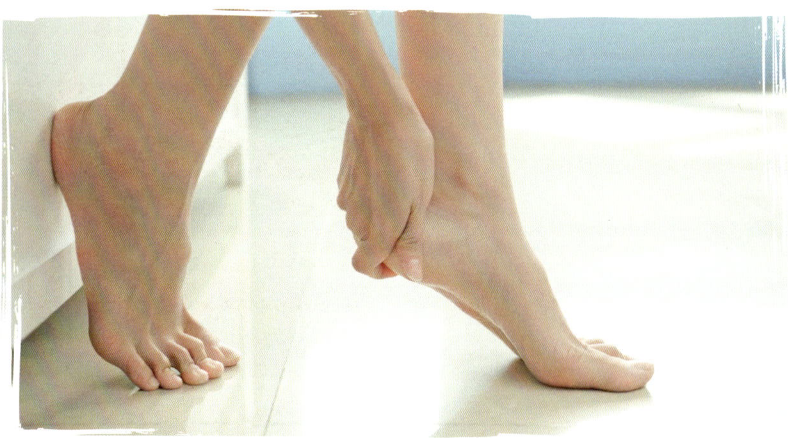

Der Baum/Vriksasana
von Katharina Böhm, Yoga-Lehrerin

Sie haben nun schon einige ätherische Baumöle kennengelernt. Wählen Sie eines aus, und wenden Sie es bei der nächsten Übung an, indem Sie vorher 1 Tropfen zwischen den Händen verreiben, vor der Nase ein Körbchen aus den Händen formen und den Duft bewusst 3–4 Atemzüge lang einatmen. Zum Abschluss der Übung können Sie noch einmal den Baumduft von der Hand riechen.

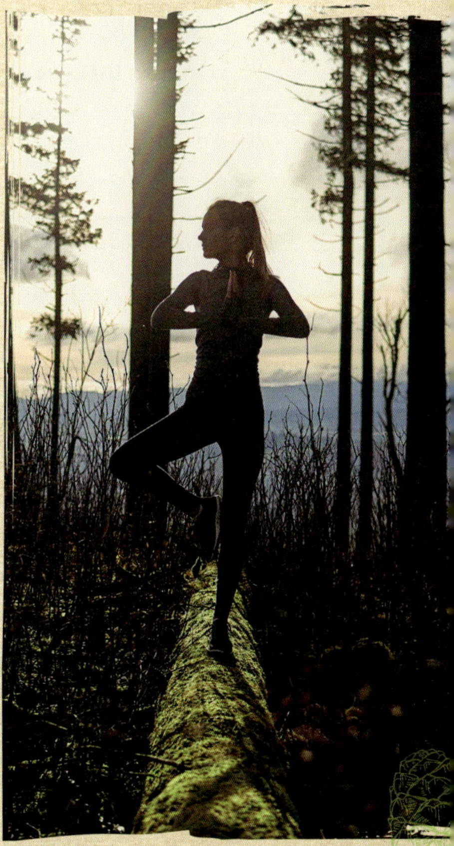

Diese Asana (Position) ist eine Gleichgewichtsübung. Sie richtet die Wirbelsäule auf und fördert dadurch eine gute Haltung. Außerdem kräftigt sie die gesamte Bein- und Fußmuskulatur, stärkt die Schultern und den Rücken, öffnet die Hüften und erfrischt und stimuliert den Geist.

Diese Haltung balanciert Ungleichheiten und Schiefhaltungen nicht nur im Körper, sondern auch im Geist aus. Es entsteht ein Gefühl der Ausgeglichenheit und Stabilität. Wenn Sie dabei wackeln oder umfallen, nehmen Sie es leicht, und lächeln Sie. So ist das Leben, und nur so wachsen Sie und gewinnen Selbstvertrauen.

FÜR EINSTEIGER

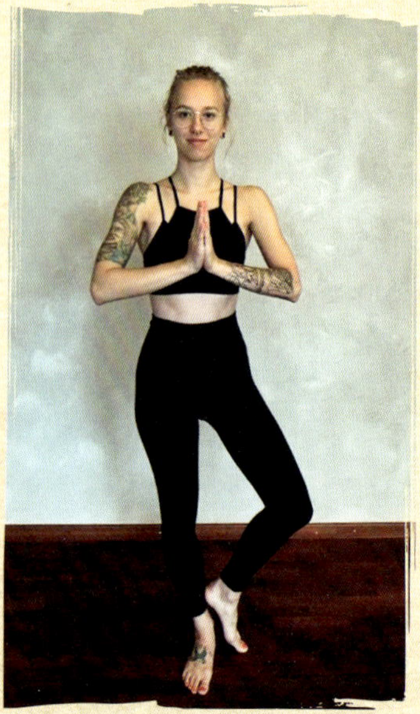

Sie stehen aufrecht, die Füße sind hüftbreit und parallel, in der Berghaltung/Tadasana. Stellen Sie nun den linken Fuß auf die Zehenspitzen, und lehnen Sie die Ferse an die Innenseite des rechten Beines oberhalb des Knöchels an. Sie können den Fuß auch anheben und an die rechte Wade legen. Drücken Sie die Fußsohle aber niemals gegen das Knie. Die Kniegelenke sind sehr sensibel. Bringen Sie die Handflächen vor der Brust in die Gebetshaltung. Genießen Sie die Stellung für 1–3 Minuten. Kehren Sie danach langsam zurück zur Ausgangshaltung, und wechseln Sie die Seite.

Sie können sich mit dem Rücken an der Wand abstützen oder mit einer Hand an einer Stuhllehne festhalten.

FÜR FORTGESCHRITTENE

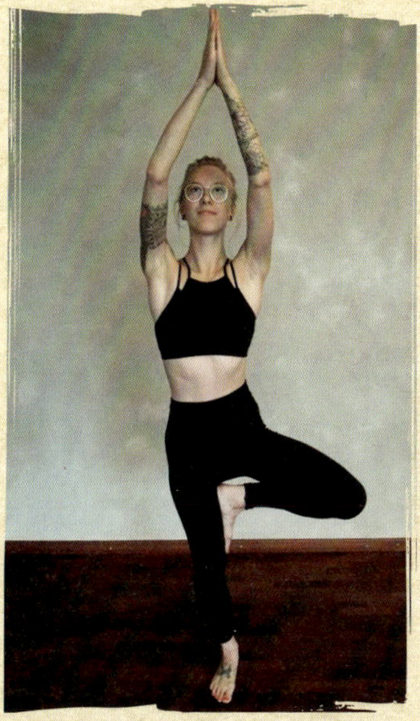

Sie stehen aufrecht, die Füße sind hüftbreit und parallel, in der Berghaltung/Tadasana, die Fersen sind leicht nach außen gedreht. Heben Sie den linken Fuß an, und richten Sie sich auf. Ziehen Sie die linke Kniescheibe mithilfe der Hand nach oben. Ziehen Sie den Bauchnabel sanft in Richtung Wirbelsäule und untere Rippen.

Verlagern Sie das Gewicht auf das rechte Bein, und bringen Sie die linke Fußsohle so weit wie möglich an die Innenseite des rechten Oberschenkels. Die Zehen zeigen nach unten und das Knie nach außen. Pressen Sie den Fuß gegen den Oberschenkel und den Oberschenkel gegen den Fuß für eine stabile Basis und Balance.

Strecken Sie das Standbein, drücken Sie es fest in den Boden, und verlängern Sie sich einatmend an diesem Bein entlang nach oben. Bringen Sie die Arme dabei über dem Kopf in die Gebetshaltung. Die Schultern bleiben entspannt. Genießen Sie die Stellung für 1–3 Minuten. Kehren Sie danach langsam zurück zur Ausgangshaltung, und wechseln Sie die Seite.

Armvariationen für Einsteiger und Fortgeschrittene

- Öffnen Sie die Arme etwas zur Seite mit den Handflächen nach oben.
- Strecken Sie die Arme nach oben aus zu einem »V«.
- Strecken Sie den Arm auf der Standbeinseite nach oben aus, und legen Sie die andere Hand auf dem Knie ab. Die Handfläche zeigt nach oben. Dabei wird der Körper leicht auf die Gegenseite des Standbeins geneigt.

Blickvariationen für Einsteiger und Fortgeschrittene

- Blicken Sie geradeaus nach vorn.
- Blicken Sie bei gestreckten Armen nach oben.

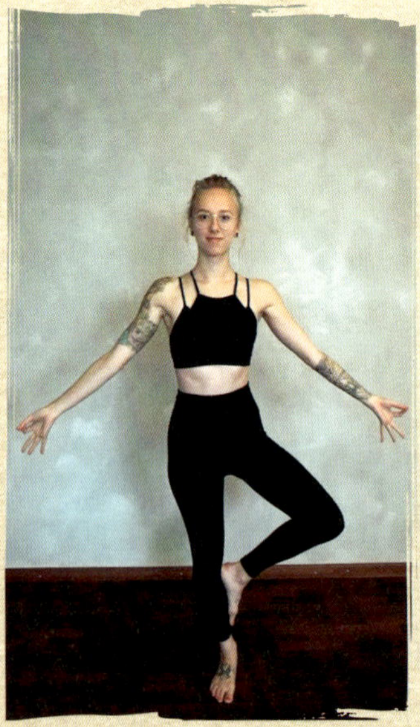
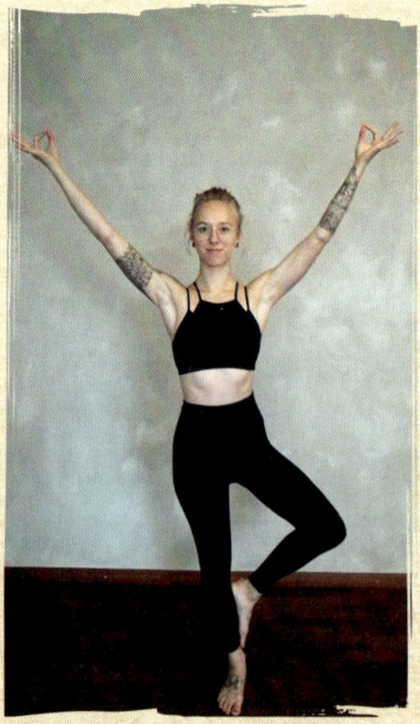
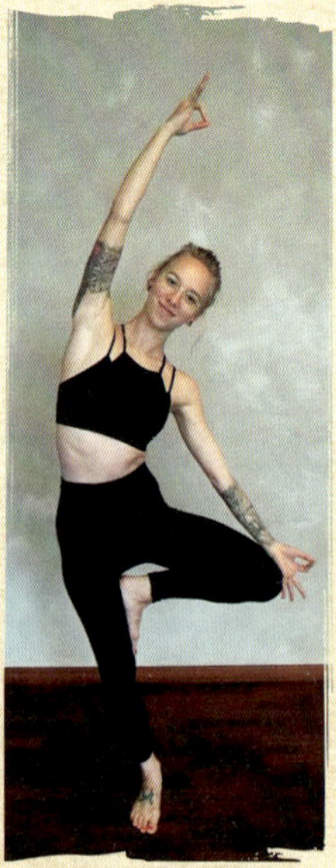

Mittelmeer-Zypresse

(Cupressus sempervirens)

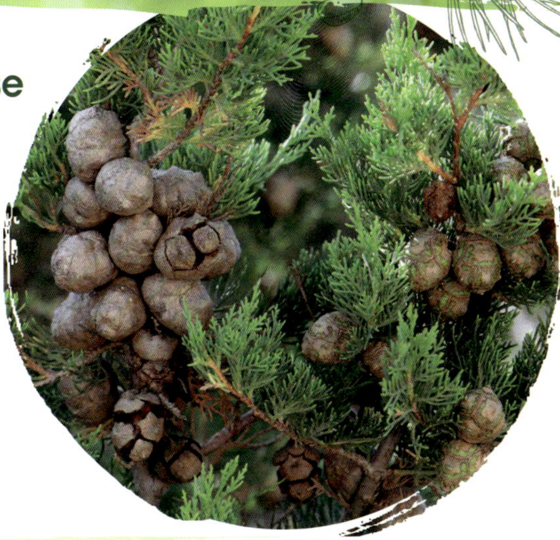

- **Botanische Familie:** *Cupressaceae* (Zypressengewächse)
- **Extraktionsverfahren:** Dampfdestillation der Zweige

Pflanzensteckbrief:
Die Zypresse wächst in den USA, Europa und Asien und stellt eine große Baumfamilie dar, die 21 Gattungen mit 140 Arten umfasst. Ihre Form kann ganz unterschiedlich sein, von schlanken Bäumen, wie wir sie aus der Toskana kennen, bis zu strauchähnlichen Pflanzen. Die Blätter erinnern an Schuppen.

In der Antike war die Zypresse neben der Zeder als ätherisches Öl und als Baustoff hochgeschätzt. Das Eingangsportal des Petersdoms in Rom wurde aus Zypressenholz gefertigt, und es ist bis heute, Jahrhunderte später, sehr gut erhalten.

Die Zypresse wird mit Unsterblichkeit in Verbindung gebracht. Daher wird sie oft auf Friedhöfen gepflanzt, um an das ewige Leben zu erinnern.

In allen Kulturen rund um den Erdball wurde der Baum in rituellen Handlungen eingesetzt. Bei manchen Stämmen der Ureinwohner Nordamerikas wurde durch das Verräuchern von Zypresse der »Große Geist« gerufen und eine Verbindung aufgebaut. In Ostkanada wird die Zypresse als Totembaum genutzt. In Griechenland ist der Zypressenhain bei Phlius dem Gott der Heilkunst Äskulap gewidmet. Dieser Ort bot auch verfolgten Menschen sichere Zuflucht, und allein der Besitz eines Zypressenzweiges symbolisierte Schutz vor Angriff oder Verfolgung. Phlius gilt als die Wiege der Heilkunst. Es heißt, dass Menschen aus aller Welt dorthin kamen und Pflanzen von allen Winkeln der Erde mitbrachten. Daher ist es heute ein Ort der pflanzlichen Vielfalt. Im alten Ägypten, in Persien und anderen Ländern des Nahen Ostens wurden in den Palästen neben Zedern auch Zypressen gepflanzt, und die Eigentümer gestalteten sich so ein paradiesisches Umfeld. Dem Glauben der chinesisch-taoistischen Tradition nach stärkt es die Lebenskraft, das Harz der Zypresse zu kauen. In Japan, der Wiege des Waldbadens, heißt es, dass das »Baden« in Waldluft von Hinoki *(Chamaecyparis obtusa)*, einer Zypressenart, besonders wirkungsvoll ist. Dort gibt es auch eine beeindruckende Baumallee, die mit 13 000 speziellen Zypressenbäumen und ca. 35 km Länge die längste Allee weltweit ist.

Das ätherische Öl der Zypresse unterstützt den weiblichen Hormonhaushalt, da es als Phyto-Östrogen agiert. Es bringt die Lebenssäfte in Schwung und wirkt klärend auf Blut und Lymphe.

Auf der emotionalen Ebene kann die Zypresse förderlich sein, wenn wir uns nicht mehr im »Flow« fühlen. Manchmal gibt es Lebensphasen, in denen Projekte einfach nicht gelingen wollen und einem alles zu entgleiten droht. Dann regt die Zypresse auch die Ausschüttung von Dopaminen an, den Hormonen, die die Stimmung aufhellen, und erleichtert es so, sich nach Phasen des Rückzuges und der Abschottung wieder schönen Gefühlen zu öffnen.

Die Zypresse wirkt kräftigend und anregend. Ist der Noradrenalinspiegel sehr niedrig, fühlen wir uns abgeschlagen und schwach. Das ätherische Öl kann uns dann einen Energiekick geben.

Bei der Bewältigung von Trauer wird die Zypresse schon von alters her eingesetzt, außerdem unterstützt sie beim Loslassen. Wenn ich meine demente Mutter im Pflegeheim besuche, habe ich immer Zypressenöl im Gepäck. So kann ich uns beiden den allmählichen Abschied erleichtern. Meine Mutter ist nun seit 8 Jahren auf ihrem Weg der Demenz, und nach einem schweren Sturz hat sie stark abgebaut. Seit 1 ½ Jahren ist sie bettlägerig, kann mittlerweile nur noch schwach tönen und schläft meist, da ihr in der irdischen Welt alles zu anstrengend ist. Wenn ich bei ihr bin, gebe ich ihr eine Handmassage mit 1–2 Tropfen Zypresse in Trägeröl. Ich beobachte, dass sich dabei ihre sonst verkrampfte Hand etwas löst. In ihrem Zimmer lasse ich einen Ultraschallvernebler laufen, in den ich 3 Tropfen Zypresse und 2 Tropfen Orange gebe. Orange unterstützt die Entspannung und wirkt stimmungsaufhellend. Der herb-frisch-fruchtige Duft ist für alle viel angenehmer als der Windelgeruch.

Praxistipps

Körperliche Anwendung

- Sie haben nach einem langen Tag **müde Beine?** Mischen Sie etwas Trägeröl mit Zypresse, reiben Sie die Beine damit ein, und legen Sie sie relaxt hoch. Gute Entspannung!
- **Gesichts-Lymphdrainage**

  Manchmal schaut man sich im Spiegel an und findet sich irgendwie geschwollen und aufgedunsen. Das kann damit zusammenhängen, dass die Lymphe gestaut ist. Dazu kommt es leicht, wenn die Nackenmuskulatur angespannt und steif ist, weil der Abfluss dann blockiert ist.[13]

  Mischen Sie 10 ml neutrales Trägeröl mit 5 Topfen ätherischem Öl der Zypresse. Benetzen Sie sich die Finger mit der Mischung, und atmen Sie den Duft 3–4 Atemzüge lang bewusst ein, indem Sie vor der Nase mit den Händen ein Körbchen formen.

  Jeder der nun folgenden Griffe wird 10-mal wiederholt, bevor Sie zum nächsten Griff wechseln.

  Legen Sie Ihre Arme über Kreuz, und streichen Sie mit den Fingern auf Höhe des Schlüsselbeins von der Mitte zur Seite hin. Legen

---

13 Inspiriert zu dieser Anwendung wurde ich von dem Video www.youtube.com/watch?v=7H9YrjCv8BI.

Sie Ihre Hände dann unter den Ohren an den Hals, und streichen Sie diesen in einer gerade Linie nach unten hin aus. Legen Sie Ihre Fingerkuppen auf Ihr Kinn, und streichen Sie von dort seitlich den Unterkiefer entlang. Nun nehmen Sie die Hände wieder auf deren jeweilige Seite, formen mit Zeige- und Mittelfinger ein »V« und schieben sie von unten um Ihre Ohren. Streichen Sie von dort den Hals an der Außenseite entlang nach unten aus. Setzen Sie Ihre Fingerkuppen als Nächstes auf Höhe des Dritten Auges in der Mitte der Stirn an, und streichen Sie die Augenbrauen entlang zu den Schläfen. Legen Sie Ihre Ringfinger an die Außenwinkel Ihrer Augen, und ziehen Sie 5-mal nach außen. Dann legen Sie die Fingerkuppen mittig unter das untere Augenlid und ziehen von dort 5-mal nach unten. Schließlich legen Sie Ihre Fingerkuppen an die Innenwinkel der Augen und ziehen leicht Richtung Nasenbein. Wiederholen Sie anschließend alle Griffe in umgekehrter Reihenfolge.

Spüren sie noch etwas nach. Vielleicht fühlt sich ihr Gesicht besser durchblutet und frischer an.

Durch diese Anwendung mit ätherischem Öl werden auch die Nasenneben- und Stirnhöhlen gereinigt. Daher kann es vorkommen, dass Sie anschließend Schleim ausspucken müssen, der sich gelöst hat.

- Nehmen Sie sich **5 Minuten Zeit für sich!** Wie können Sie 5 Minuten in Ihren Alltag einbauen, in denen Sie über sich und Ihr Leben nachdenken? Es ist wichtig, dass wir uns immer wieder daran erinnern, einmal Pause zu machen. In unserer hektischen Welt gleitet einem nur allzu leicht durch die vielen täglichen Aufgaben und Aktivitäten das Leben durch die Finger.
- **Tipp für schöne Haare:**
  Das ätherische Öl der Zypresse unterstützt ein vitales Haarwachstum. Geben Sie 2 Tropfen auf eine Naturhaarbürste, und bürsten Sie damit Ihren Haarboden durch. Dadurch wird die Durchblutung der Haarwurzeln intensiv gefördert.

DIE KLEINE ATEMPAUSE

Eine der besten Möglichkeiten zur Selbstfürsorge ist nach meinem Empfinden, in die Natur hinauszugehen und dort Qualitätszeit zum energetischen Auftanken zu erleben. Es ist äußerst beruhigend, sich im Sommer an einen Baum zu setzen, den Rücken an den Baumstamm zu lehnen und einfach nur zu sein und den Naturgeräuschen zu lauschen.

Doch nicht jeder hat den Wald oder einen Stadtpark gleich um die Ecke. Gerade dann ist es wertvoll, sich immer wieder daran zu erinnern, eine kleine Atempause zu machen. Egal, wo Sie gerade sind, zu Hause, im Büro, im Auto, im Hotelzimmer, am Flughafen oder an irgendeinem anderen Ort, gönnen Sie sich einfach einmal ein paar Minuten Stille, und unterstützen Sie sich dabei mit einer Baumessenz. Verbinden Sie sich mit der Kraft der Bäume. Mit den ätherischen Ölen haben Sie den Wald in Ihrer Hosentasche immer dabei.

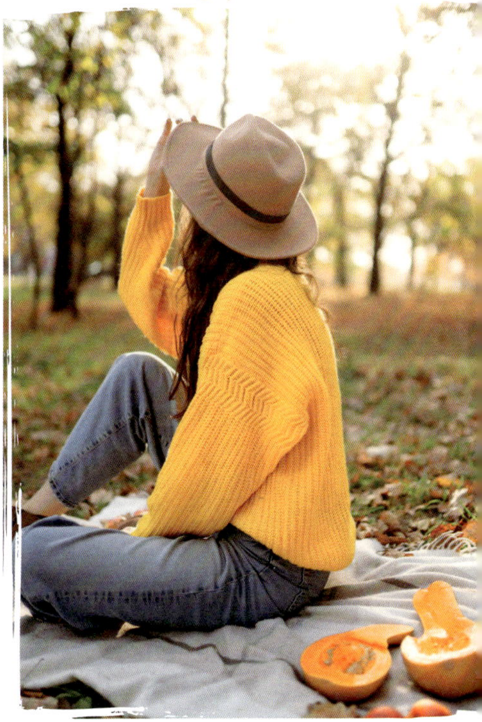

Ziehen sie sich für ein paar Minuten zurück, um ungestört zu sein – notfalls auf die Toilette. Setzen Sie sich bequem auf den Boden oder einen Stuhl, und lehnen Sie sich an der Wand oder der Stuhllehne an. Verreiben Sie 1 Tropfen Zypresse oder Ihr bevorzugtes ätherisches Baumöl in den

Handflächen. Formen Sie vor der Nase ein Körbchen aus den Händen, und atmen Sie für mindestens 1 Minute bewusst den Duft ein. Spüren Sie dann nach. Atmen Sie ein, und zählen Sie dabei bis 4, halten Sie den Atem an, und zählen Sie dabei bis 4, atmen Sie wieder aus, und zählen Sie dabei bis 4. Diese Atmung entspannt Sie und bringt Sie in Ihre Mitte.

Stellen Sie sich vor, wie Sie nun an Ihrem Lieblingsplatz im Wald sind. Vielleicht haben Sie dort auch einen Lieblingsbaum. Gehen Sie in Gedanken zu diesem Baum, und setzen Sie sich ihm zu Füßen. Wenn Sie möchten, lehnen Sie sich an seinen Stamm, und verweilen Sie hier für einen Moment. Wenn es sich für Sie stimmig anfühlt, dann nehmen Sie noch einen kräftigen Atemzug von der Handfläche, und riechen Sie Ihren gewählten Baumduft. Verweilen Sie einen Moment in der Ruhe, und genießen Sie den würzigen Geruch, der Sie umgibt. Wenn es sich für Sie stimmig anfühlt, nehmen Sie einen letzten tiefen Atemzug von Ihrer Hand, und kommen Sie wieder im Alltagsbewusstsein an. Mit dem nächsten Ausatmen öffnen Sie blinzelnd die Augen.

Sie haben sich gerade mit der vitalisierenden Energie der Bäume verbunden. Nun können Sie erfrischt und entspannt mit neuer Kraft zurück an Ihr Tagwerk gehen.

In Zeiten, in denen jeder zweite Arbeitnehmer unter Stress und Druck am Arbeitsplatz leidet, ist es wichtig, den »Ruhenerv« auch tagsüber zu pflegen.[14] Einfache, leicht in den Alltag einzubindende Übungen mit den ätherischen Ölen können am Arbeitsplatz helfen, die eigene Balance zu bewahren.

---

14 www.faz.net/aktuell/wirtschaft/millionen-beschaeftigte-leiden-unter-stress-am-arbeitsplatz-15903819.html.

Wie erwähnt, muss die Zypresse sehr lang destilliert werden, damit sich alle Wirkbestandteile lösen. Daher können erhebliche Unterschiede beim Vergleich von ätherischen Zypressenölen auftreten. All diese ätherischen Öle der Zypresse sind 100 % rein.

Hersteller A

35–50 % Delta-3-Caren: Dieses Molekül hilft besonders gut bei Schmerzen, verbessert das Gedächtnis und wirkt sich positiv auf das Knochensystem aus.

16–30 % Beta-Pinen

7–10 % Alpha-Pinen

5–8 % Limonen

Hersteller B

Alpha-Pinen
Delta-3-Caren
Cedrol
Terpineol
Limonen

Hersteller C

Furfural
3-Caren
Pinen
Sylvestren
Sabinol
Camphen
Terpineol
Cadinen

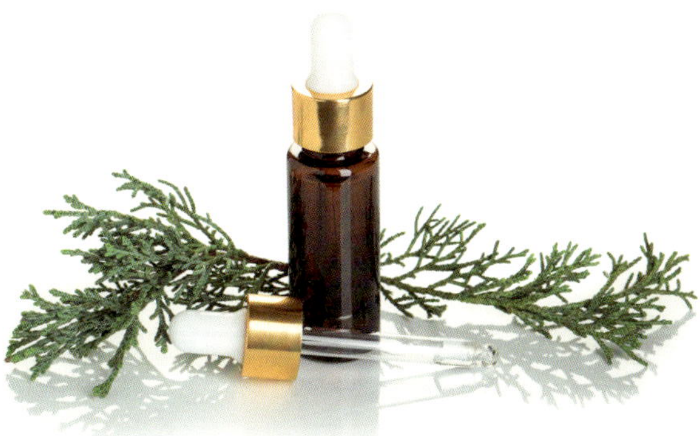

Baum-Freunde
von Sabrina Dengel, Schamanin

Egal, mit welchem Problem du zu ihm kommst, seine Antwort ist immer dieselbe: »Gehe hinüber zu dem großen alten Baum dort, setze dich an seinen Stamm, lehne dich an, und stelle deine Frage. Jetzt warte, faste und bete – bis er dir antwortet, bis du deine Vision empfängst.«

Dies ist der Rat, den Larson Medicinehorse, ein alter und weiser Medizinmann aus dem Stamm der Apsaalooke/Crow in Montana, jedem Hilfesuchenden gibt, der zu ihm kommt. Bei einem anderen Ritual aus dieser Region, dem Sonnentanz, spielt ebenso ein Baum eine wichtige Rolle. Der Sonnentanzbaum, der jedes Jahr in der Mitte des Ritualplatzes aufgebaut wird, steht für die direkte Verbindung zwischen Himmel und Erde, zwischen den Menschen und den Spirits. In seine Zweige binden die Sonnentänzer vor Beginn des Rituals ihre Gebete. Der Baum wird aufgerichtet, und die Winde tragen die Gebete aus seinen Zweigen zu den Spirits und Ahnen.

Bei den unterschiedlichsten Völkern dieser Welt finden wir Hinweise darauf, dass wir bei den Bäumen Antworten und Weisheiten erhalten können, die unser Leben maßgeblich verändern. So saß beispielsweise Buddha viele Tage unter einem Baum, bis er seine Erleuchtung erhielt. Odin hing kopfüber 9 Tage und 9 Nächte an Yggdrasil, dem Lebensbaum, bis er in einer Vision die Runen als Geschenk erhielt. In England gibt es noch heute das Volk der Elfins, das seit Jahrhunderten mit Baumdryaden arbeitet, sogenannten Lebenshölzern, die von einem Baumgeist beseelt sind. Die Elfins ernten ihre Hölzer in einem uralten Wald in Südostengland. Dabei wird darauf Wert gelegt, das kein Lebensholz vom Baum abgeschnitten wird, sondern nur Hölzer gesammelt werden, die der Baum von sich aus abwirft. Diese Hölzer gelten als Medium, als direkte Verbindung zu den Bäumen überall auf der Welt.

Es gibt noch zahllose andere Beispiele für Freundschaften zwischen Völkern und Bäumen.

Im schamanischen Kontext gilt alles, was uns Menschen umgibt, als belebt und beseelt. Jede Pflanze, jeder Stein, jedes Lebewesen ist pure Energie, die sich als Materie verkörpert hat. Die Energie, der all diese Materie entspringt, ist immer dieselbe: die universelle Kraft der göttlichen Schöpfung, pure Liebe. In meinem Verständnis geht es immer darum, diese Liebe zu entdecken, sie zu entfalten und letztlich eins mit ihr zu werden.

Diesen Moment hat wahrscheinlich beinahe jeder von uns schon erlebt: einen Augenblick tiefster Zufriedenheit und Glückseligkeit. Das kann von vielem ausgelöst werden, von einem Blick in die Augen eines Tieres oder eines geliebten Menschen, einem phänomenalen Sonnenuntergang, vielleicht einem erfrischenden Schluck Wasser oder einfach davon, sich nach einem langen und anstrengenden Tag ins eigene Bett zu kuscheln.

Die Kunst ist es oft, diese Momente zu erkennen. Solche Erlebnisse können bewusst gefördert werden. Einerseits, indem wir beginnen, auch kleine Glücksmomente wahrzunehmen, andererseits durch die bewusste Herbeiführung förderlicher Umstände. Und hier kommen nun unsere Baumfreunde ins Spiel!

Wenn du mit offenen Augen in deiner Umgebung spazieren gehst, wirst du ganz sicher einen frei zugänglichen Baum finden, der dich zum Lächeln bringt. Dabei ist es völlig egal, warum er dich anspricht – sei es wegen seiner Größe oder seines Wuchses oder, weil er an einer besonders schönen Ecke deines Spazierweges lebt. Dieser Baum ruft dich, er ist bereit, mit dir Freundschaft zu schließen. Jetzt liegt es an dir, den nächsten Schritt zu tun. Gehe auf den Baum zu, so, wie es sich für dich richtig anfühlt. Sprich mit ihm, streichle seinen Stamm. Setze dich an seine Wurzeln, und schließe deine Augen. Jetzt warte. Spüre, rieche, und lausche.

Verstehe, wie seine Wurzeln tief und fest in der Erde stehen, sein Stamm dich stützt und wärmt und seine Krone sich weit hinauf dem Himmel und den Spirits zuwendet.

Spüre, wie auch du genau diese Haltung haben kannst: tief verwurzelt und dennoch mit offenem, verbundenem und klarem Geist.

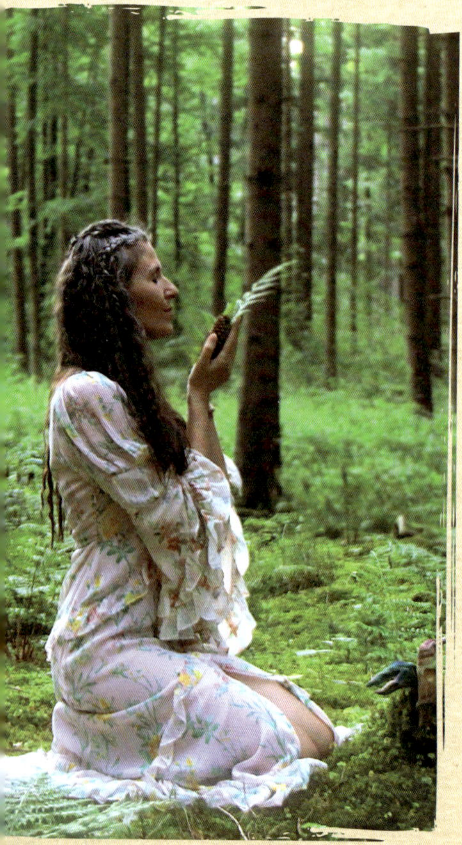

Das Zeitgefühl eines Baumes ist ein völlig anderes, als wir Menschen es haben. Es dauert, bis ein Baum dich tatsächlich wahrnimmt und du seine Sprache verstehst. Lasse dich nicht beirren. Du wirst auf alle Fälle schon ab deinem ersten Besuch ein Wohlgefühl empfinden, allein dadurch, dass du bei den Bäumen zu Gast warst. Versuche, so oft wie möglich deinen Baum zu besuchen. Nimm dir dafür unbedingt mindestens eine halbe Stunde Zeit, die du direkt bei deinem Baum verbringst. Mache dir dabei selbst keinen Stress. Wenn deine Lebensumstände nur seltene Besuche zulassen, ist das besser, als ihn gar nicht aufzusuchen. Nutze deine Ferien und deine Urlaubszeit, um andere Bäume kennenzulernen. Finde einen Weg, der für dich persönlich richtig ist. Freundschaften wachsen über die Jahre.

Da in unserer heutigen Zeit viele Menschen in ihrem Lebensumfeld eher wenige Möglichkeiten haben, diese oder eine ähnliche Übung täglich durchzuführen, kann eine schamanische Reise mit Bäumen eine Alternative sein. Schamanische Reisen kannst du nach einer guten Einführung bei dir zu Hause selbstständig unternehmen.

Dafür werden vorab immer das eigene Energiefeld sowie der Raum, in dem gearbeitet wird, gereinigt, vorwiegend mit Räucherwerk. Dadurch haben wir ebenfalls eine Verbindung zu den Bäumen. Zedernholz verbindet mit den Ahnen, Wacholderholz reinigt und klärt. Baumharze von Tanne, Fichte, Föhre und anderen Bäumen werden ebenso verwendet wie Copal, Drachenblut oder Weihrauch. Räuchern ist in Wohnanlagen oft nicht erlaubt, weil die Rauchmelder sofort Alarm schlagen würden. Eine wirklich gute und in vielen Ländern ebenso traditionelle Alternative sind sogenannte Aguas – besser bekannt als Energie- oder Aurasprays. Solche Sprays können heute in vielfältiger Ausführung als fertige Mischungen in zahlreichen Geschäften gekauft werden. Mit guten Zutaten wie ätherischen Ölen, Pflanzenteilen, Edelsteinen sowie deinen ganz persönlichen Gebeten und deinem Segen versehen, wird dein individuelles Agua garantiert wirken!

Wie die einzelnen Baumöle wirken, welche Geschenke sie für dich bereithalten und was du damit sonst noch alles machen kannst, darüber erfährst du viel in diesem Buch. Ich wünsche dir viel Freude mit deinen Baum-Freunden und wundervolle Erfahrungen auf eurem gemeinsamen Weg!

Hinoki *(Chamaecyparis obtusa)*

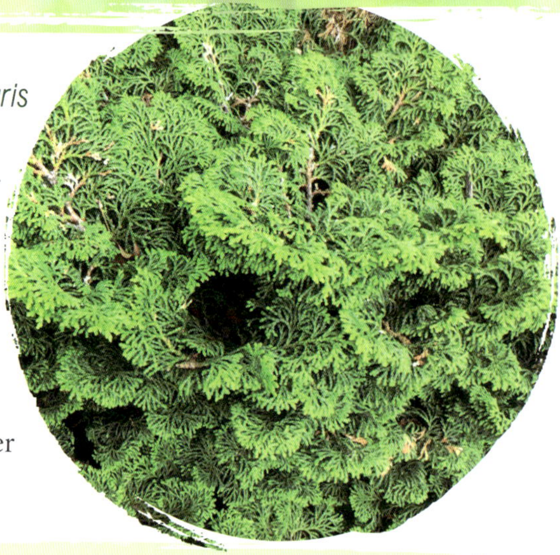

- **Botanische Familie:** *Cupressaceae* (Zypressengewächse)
- **Extraktionsverfahren:** Dampfdestillation des Holzes natürlich gefallener Bäume

Pflanzensteckbrief:
Mit der Hinoki machen wir eine Reise in den Fernen Osten, nach Taiwan und Japan. Optisch ähnelt sie der Mittelmeer-Zypresse. Bei genauerem Hinsehen lässt sich jedoch erkennen, dass die Zapfen der Hinoki kleiner und ihre Zweige flach und etwas verdreht sind, was ihnen eine Muschelform verleiht. Aus diesem Grund wird sie auch Muschelzypresse genannt. Dieser Baum wächst sehr schnell, pro Jahr ca. 30 cm.

Wie die Mittelmeer-Zypresse in Europa wurde die Hinoki in Asien bereits in antiken Zeiten als hochwertiger Baustoff erkannt. Traditionell sind alte Tempel in Japan aus ihrem Holz gebaut, da dieses als besonders langlebig gilt – etwa die berühmte Burg Ōsaka oder der Horyuji-Tempel aus dem 7. Jahrhundert. In alten Aufzeichnungen wird die Hinoki als »der Baum, in dem Gott verharrt« bezeichnet.

In Japan gibt es eine besondere Badekultur. In früheren Zeiten galt es als Zeichen der Gastfreundschaft, gemeinsam mit seinem Besuch in den Badebottich zu steigen. Hier pflegten die Menschen ihre sozialen Kontakte, entspannten sich gleichzeitig und förderten dadurch die Gesundheit auf verschiedenen Ebenen. Diese Badebottiche wurden aus Hinokiholz gefertigt. Durch die Temperatur des Wassers – üblich waren 40 °C – löst sich das ätherische Öl aus dem Holz, sodass das Badewasser einen leichten Zitrusduft annimmt und die Haut weich und geschmeidig macht.

Praxistipps

Körperliche Anwendung

- Hinoki hat eine sehr **beruhigende Wirkung** und kann daher in Zeiten von Unruhe eingesetzt werden.
- Auch ohne eine Badewanne aus Hinokiholz können Sie ein **Entspannungsbad mit Hinoki** genießen, indem Sie das ätherische Öl verwenden. Es wirkt hautstraffend und verjüngend auf das Hautbild. Vermischen Sie dafür 1 Handvoll Salz mit 5–7 Tropfen des ätherischen Öls, und geben sie es in Ihr Badewasser. Für das Japan-Feeling können Sie die Temperatur etwas höher wählen als gewöhnlich.
- Wie die Mittelmeer-Zypresse fördert auch die Hinoki einen **vitalen Haarwuchs.** Für ein Powerspray für schöne Haare geben Sie 100 ml Wasser in eine Glasflasche mit Sprühaufsatz und fügen jeweils 10 Tropfen Hinoki, Zypresse und Zedernholz und eine kleine Prise Salz hinzu. Schütteln Sie die Mischung vor der Anwendung gut durch, und verteilen Sie 2–3 Sprühstöße auf Ihrem Kopf. Dieses Spray kann mehrmals täglich angewendet werden. Wenn Sie möchten, können Sie die Anwendung durch eine Bürstenmassage mit einer Naturhaarbürste verstärken, die den Haarboden stimuliert.

Hauptbestandteile des ätherischen Öls

35–60 % Alpha-Pinen

7–15 % Tau-Cadinol: Ein Sesquiterpen.

7–14 % Delta-Cadinen: Ein Sesquiterpen.

6–12 % Tau-Muurolol: Dieses Sesquiterpen wirkt antimykotisch.

Hong Kuai

(Chamaecyparis formosensis)

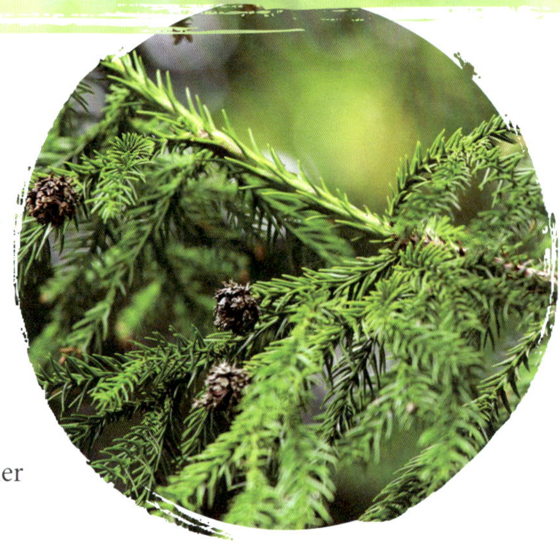

- **Botanische Familie:** *Cupressaceae* (Zypressengewächse)
- **Extraktionsverfahren:** Dampfdestillation des Holzes natürlich gefallener Bäume

Pflanzensteckbrief:
Hong Kuai, auch Taiwanzypresse genannt, gedeiht in Taiwan in einer Höhenlage von 1000–2900 Metern über dem Meeresspiegel. Der Baum kann bis zu 1000 Jahre alt werden, eine Höhe von bis zu 60 Metern und einen stattlichen Durchmesser von bis zu 7 Metern erreichen. In Taiwan, in der Region von Alishan, gibt es einen Heiligen Wald, bestehend aus Baumgiganten, unter denen sich sogar ein 3000 Jahre alter Hong Kuai befindet. Der Hong Kuai wächst sehr langsam, bringt jedoch ein sehr robustes, langlebiges Holz hervor. Ähnlich wie bei der Mittelmeer-Zypresse oder der Hinoki war ihr Holz daher sehr begehrt und wurde für die Erbauung von Heiligtümern wie dem Ise-Jingu-Schrein vor wahrscheinlich 2000 Jahren verwendet. Dieser Shinto-Schrein wird in Japan als ganz besonderes Heiligtum verehrt. Die ätherischen Öle schützen das Holz außerdem vor Insektenbefall.

Da das Holz so begehrt war, ist der Bestand im Laufe der Zeit übererntet worden. Inzwischen sind alle Hong-Kuai-Bäume registriert und somit geschützt. Für die Gewinnung ihrer ätherischen Öle werden die

Bäume nicht gefällt, sondern wird das Holz von Bäumen verwendet, die während Stürmen umgefallen sind. Wie Palo Santo hat das Holz des Hong Kuai eine lange Konsolidierungszeit. Die Destillation ist langwierig, und Druck und Temperatur müssen genau stimmen, damit sich die Wirkstoffe aus dem Holz lösen.

Praxistipps

Körperliche Anwendung

- Wenn die Körperzellen aufgrund der Umwelteinflüsse eine ungesunde Dynamik in der **Zellteilung** entwickeln, kann ein sesquiterpenhaltiges ätherisches Öl sie an ihren ursprünglichen Bauplan erinnern.
- Außerdem fördern seine ätherischen Öle die Funktionen unseres **Atemsystems,** stärken das Immunsystem und dienen als Antimykotikum.

Aromaanwendung

- Das Aroma des Hong Kuai stärkt die **innere Balance** und wirkt beruhigend. Der herbe Duft wird besonders von Männern gern gewählt.

Hauptbestandteile des ätherischen Öls

13–19 % Myrtanol: Schützt wirksam vor Insekten.

11–18 % Myrtenol: Dieses Monoterpen wirkt antiviral, antibakteriell, ausgleichend, stimmungsaufhellend und wärmend und stärkt das Immunsystem.

3–7 % Myrtenal: Dieses Monoterpen hat sich in Studien als mögliche Alternative zur pharmazeutischen Chemotherapie bei Leberzellkrebs gezeigt.[15]

7–10 % Delta-Cadinen

4–6 % Alpha-Pinen

3–4 % Tau-Muurolol

1–4 % Alpha-Elemol: Ein Sesquiterpen.

15 https://pubmed.ncbi.nlm.nih.gov/22763672/.

Blaue Zypresse

(Callitris intratropica)

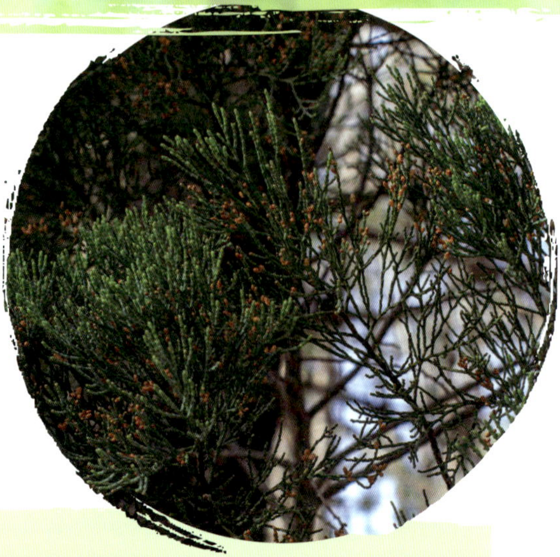

- **Botanische Familie:** *Cupressaceae* (Zypressengewächse)
- **Extraktionsverfahren:** Dampfdestillation aller Bestandteile des Baumes

Pflanzensteckbrief:
Die Gattung Callitris umfasst insgesamt 16 verschiedene Baumarten, von denen allein 13 in Australien heimisch sind. Eine davon ist die Blaue Zypresse, die eine Wuchshöhe von bis zu 40 Metern erreichen kann. Ihr gegen Termitenbefall widerstandsfähiges Holz wurde in früheren Zeiten für den Bau von Möbeln benutzt. Da der beliebte Baum in Australien wild wächst, achtet die Regierung darauf, dass er nicht übererntet wird. Die an ätherischen Ölen reiche Blaue Zypresse gerät leicht in Brand und ist somit anfällig für Buschfeuer.

Die Destillation des ätherischen Öls der Blauen Zypresse kann mehrere Tage in Anspruch nehmen, da sich manche ihrer Moleküle nur schwer aus der Rinde lösen lassen. Darunter ist das Sesquiterpen Chamazulen, das für die tiefblaue Färbung des ätherischen Öls zuständig ist.

Die Ureinwohner der Tiwi-Inseln nutzten das Holz der Blauen Zypresse zur Desinfizierung des Wassers, mit dem sie ihren Körper reinigten, und zum Verräuchern zur energetischen Reinigung der Umgebung. Das ätherische Öl verwendeten sie zum Einbalsamieren der Toten.

Praxistipps

Körperliche Anwendung

- Studien haben gezeigt, dass das ätherische Öl der Blauen Zypresse bei **viralen Infektionen** wie Gürtelrose oder Herpes hilft.[16]
- Das ätherische Öl **verbessert das Hautbild** und ist dabei besonders mild zur Haut.
- Bei **Insektenstichen** kann das ätherische Öl pur oder verdünnt angewendet werden und bringt schnelle Hilfe gegen den Juckreiz.

Hauptbestandteile des ätherischen Öls

10–25 % Dihydrocolumellarin: Ein neu entdecktes Sesquiterpen.

10–20 % Guaiol: Das seltene Sesquiterpen wirkt antiparasitär, schmerzlindernd, antientzündlich und antitumoral und schützt vor Insekten.

5–12 % Gamma-Eudesmol: Das für die australischen Zypressenarten charakteristische Sesquiterpen weist antitumorale Effekte auf.

5–11 % Bulnesol: Ein Sesquiterpen.

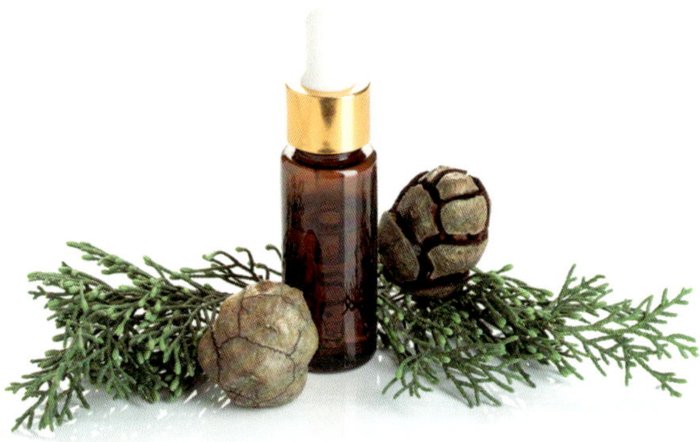

16 http://abp.com.au/files/ABP_Aus_Natives_FA_BROCHURE.pdf.

Western Red Cedar

(Thuja plicata)

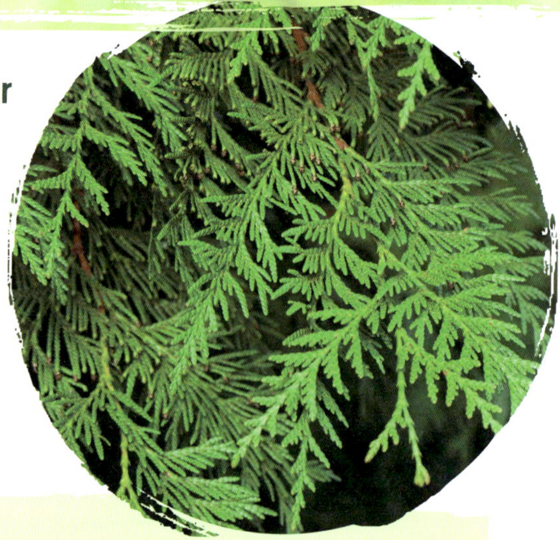

- **Botanische Familie:** *Cupressaceae* (Zypressengewächse)
- **Extraktionsverfahren:** Dampfdestillation der Zweige und Nadeln

Pflanzensteckbrief:
Der Name der Western Red Cedar ist irreführend, denn es handelt sich nicht um eine Zeder, sondern um eine Zypresse. Daher wird dieser Baum auch als Falsche Zeder bezeichnet. Der Name rührt von ihrer aromatischen Rinde her, die der der Zeder ähnelt. Als weitere Bezeichnung hat sich »Giant Arborvitae« etabliert, was übersetzt so viel wie »Großer Lebensbaum« bedeutet, weshalb er im deutschen Sprachraum auch Riesenlebensbaum genannt wird. Vorwiegend ist dieser stattliche Baum im Nordwesten der USA heimisch. Sein Holz ist sehr robust und wurde von den Ureinwohnern für den Bootsbau und die Errichtung indigener Kunstobjekte wie Totempfähle genutzt. Auch Alltagsgegenstände wie Körbe wurden aus den Zweigen des Baumes hergestellt.

Während das ätherische Öl der Western Red Cedar klar ist, da es aus den Zweigen und Nadeln gewonnen wird, weist das Öl ihres kanadischen Pendants, der Canadian Red Cedar, einen rosafarbenen Ton auf, da es aus seiner rötlichen Rinde gewonnen wird.

Praxistipps

Körperliche Anwendung

- Die Western Red Cedar unterstützt unsere **natürliche Atmung.**
- Das ätherische Öl wirkt auf mikrobieller Ebene **reinigend.**
- **Zur Möbelpflege:** Vermischen Sie 1 Tropfen Western Red Cedar mit 1 EL Leinöl, und reiben Sie das zu behandelnde Holzmöbelstück mit einem Stofflappen ein.

Hauptbestandteile des ätherischen Öls

60–80 % Alpha-Thujon: Das Monoterpen mit antientzündlicher Wirkung dient als natürlicher Insektenschutz, ist antimikrobiell und unterstützt den Bewegungsapparat.
bis zu 20 % Alpha-Pinen
bis zu 7 % Beta-Thujon

Das ätherische Öl hat einen sehr hohen Alpha-Thujon-Anteil. Dieser Stoff ist in seiner Reinform neurotoxisch und kann zu epileptischen Anfällen führen. Achten Sie deshalb darauf, ein ausgewogenes ätherisches Öl zu erwerben. Nutzen Sie am besten nur 1 Tropfen, und verdünnen Sie ihn ggf. mit einem Trägeröl.

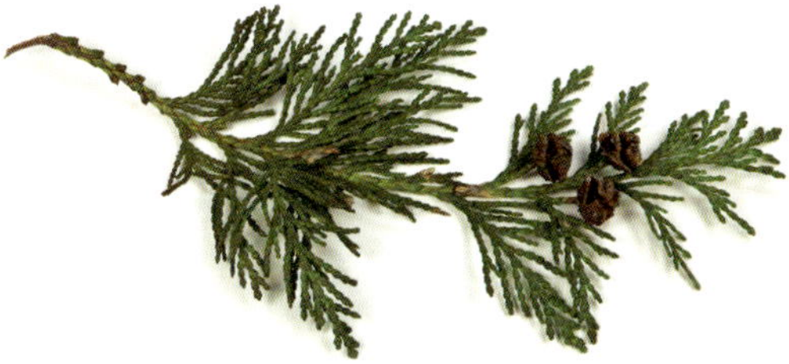

Weihrauch

(Boswellia carterii)

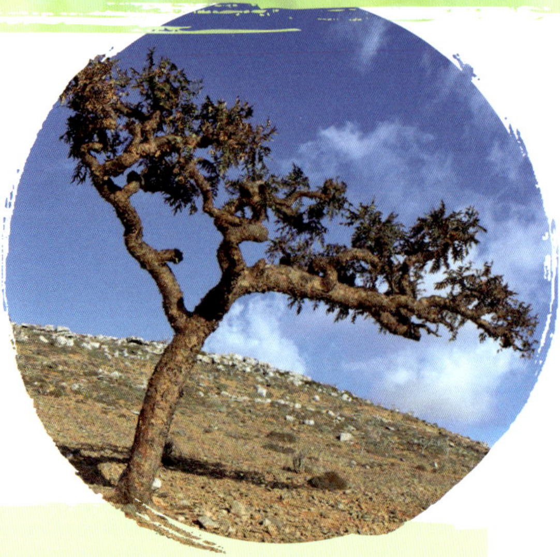

- **Botanische Familie:** *Burseraceae* (Balsambaumgewächse)
- **Extraktionsverfahren:** Dampfdestillation des Gummiharzes

Pflanzensteckbrief:
Weihrauch ist das Harz eines knorrigen Baumes mit wenigen Blättern, der in der Wüste auf steinigem Boden wächst. Er übersteht auch längere Zeiten ohne Wasser. In Indien, in afrikanischen Ländern wie Somalia, Äthiopien, Eritrea und Sudan sowie im arabischen Raum, etwa im Oman und im Jemen, ist der Weihrauch heimisch. Die Bäume bilden ca. 25 cm lange Blütentrauben. Zur Gewinnung des Harzes wird der Baum mit einem speziellen Messer angeritzt. Daraufhin tritt Harz aus, um die »Wunde« wieder zu verschließen. Es bildet Klümpchen und trocknet an. Nach ein paar Wochen können diese Klümpchen eingesammelt werden. Im Jahr der ersten Ernte ist die Qualität des Weihrauchs noch nicht so hoch. Sie entwickelt sich im Laufe mehrerer Ernten. Um den Baum zu schonen, gibt es auch Ruhephasen, in denen er nicht angezapft wird. Die Weihrauchklümpchen können entweder als Räucherwerk verwendet oder destilliert werden, um daraus ätherisches Weihrauchöl zu gewinnen.

Weihrauch gehört zu den ätherischen Ölen, die von den Menschen schon am längsten angewendet werden. Wir wissen aus der Weihnachtsgeschichte, dass die Heiligen Drei Könige neben Gold und Myrrhe auch Weihrauch als Willkommensgeschenk für das Jesuskind mitbrachten. Antike Aufzeichnungen gehen allerdings noch weiter zurück. So können wir von ca. 4000 Jahren ausgehen, die Weihrauch bereits angewendet wird.

Weihrauch war immer schon hochpreisig. In der Antike setzten die Erntearbeiter oft Leib und Leben aufs Spiel, denn eine giftige Schlangenart lebte bei den Bäumen, deren Biss sehr gefährlich war. Es bildeten sich Handelswege, die sogenannte Weihrauchstraße, um die kostbare Ware zu transportieren. In alle Himmelsrichtungen entwickelte sich ein logistisches Wegesystem, über das nicht nur Weihrauch, sondern auch Kamele und Pferde, Seide, Porzellan, Pflanzen und Gewürze gehandelt wurden. Zwischen Babylon, Bagdad und Alexandria herrschte ein reger Austausch, und von Alexandria aus wurden die Waren nach Venedig und Genua verschifft und gelangten von dort aus nach ganz Europa.

Damals galt Weihrauch als Universalmittel bei allen Unpässlichkeiten. Neugeborenen wurde das ätherische Öl auf dem Kopf aufgetragen, um den Stress der Geburt zu lösen. Und auch in der Sterbebegleitung hatte es einen festen Platz. Weihrauch wurde zu religiösen und rituellen Zwecken verwendet, vor allem als Räucherstoff. Bis heute wird es in der katholischen Kirche und in den Rauhnächten verwendet.

Weihrauch kann die Wohnung reinigen und energetisieren. Wer keinen Fehlalarm des Rauchmelders riskieren möchte oder eine Atemwegsschwäche hat, kann sich mit Weihrauchöl im Diffusor behelfen.

Heute ist der Nutzen von Weihrauch auch wissenschaftlich bestätigt. Diese Erkenntnisse haben zur Folge, dass die Nachfrage nach Weihrauch stetig wächst. Weihrauch kommt mittlerweile überwiegend aus Somalia und dem Jemen. Durch die politischen Umstände ist der Handel mit dem Jemen aktuell allerdings kaum möglich. Angesichts der wirtschaftlich benachteiligten Situation Somalias lassen sich immer wieder Clan-Führer dazu hinreißen, ihre Bäume zu überernten. Dem kurzfristigen Reibach steht eine weitere Verknappung und der Verlust der Lebensgrundlage einiger Familien gegenüber.

Wir sollten uns generell auf einen maßvollen Umgang mit Tieren und Pflanzen besinnen. Sonst steht Weihrauch auch bald auf der Liste bedrohter Arten. Fragen Sie beim Kauf ätherischen Weihrauchöls gezielt nach den Erntemethoden und -bedingungen.

Weihrauch ist hilfreich, um das Gehirn zur Ruhe zu bringen. Sicher kennen Sie auch Phasen, in denen Sie einen überaktiven Verstand haben und die Gedanken immerzu kreisen. Ihnen raucht förmlich der Kopf! Verreiben Sie dann 1 Tropfen Weihrauchöl in den Händen, und atmen Sie den Duft von der Hand ein. Sie werden beobachten, wie die Atmung gleichmäßiger und ruhiger wird. Der Verstand findet zur Ruhe, und Stille kehrt ein. Aufgrund der unterschiedlichen Gehirnstrukturen von Männern und Frauen fällt es Männern viel leichter, »nichts« zu denken. Frauen haben mehr Schwierigkeiten, den Ausknopf zu finden. Daher ist Weihrauch ideal für alle Frauen, und sie tun auch noch etwas für ihre Schönheit damit. Weihrauchöl bewirkt ein jugendliches Hautbild, was zu antiken Zeiten bereits bekannt war und genutzt wurde.

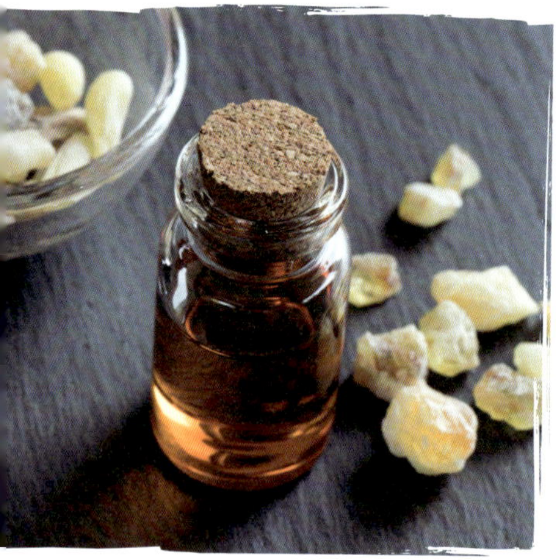

Optimal ist der Duft von Weihrauch vor Meditation, autogenem Training oder anderen entspannenden Anwendungen, denn er fördert das Loslassen. Zudem reinigt er auf energetischer Ebene. Ich liebe es, ein warmes Vollbad mit etwas Weihrauchöl zu nehmen, nachdem ich unter vielen Menschen war, sei es auf einer großen Veranstaltung, im Krankenhaus, im Altersheim oder im Einkaufszentrum. Nur allzu leicht nehmen wir feinstofflichen »Müll« von anderen auf.

In der Literatur wird manchmal der Weihrauch »Boswellia carterii« mit »Boswellia sacra« gleichgesetzt. Das stimmt so nicht. Der »Heilige Weihrauch« wächst ausschließlich im Oman und hat eine völlig andere Zusammensetzung. Er war dort lange Zeit der königlichen Familie vorbehalten.

Verschiedene Reisende haben mir bestätigt, dass die Händler im Oman kein großes Interesse daran haben, Weihrauch an Ausländer zu verkaufen. Es ist verboten, den »Heiligen Weihrauch« außer Landes zu bringen. In den Statuten steht allerdings nichts über ätherisches Weihrauchöl, und diese kleine Gesetzeslücke macht es möglich, dass wir diese Kostbarkeit auch hier im Westen anwenden können. Der Duft von »Heiligem Weihrauch« ist aufgrund der Zusammensetzung anders als der des üblichen Weihrauchs, ich empfinde ihn als milder. Auch der Preis ist noch einmal höher.

Praxistipps

Körperliche Anwendung

- Für ein **Vollbad** nehmen Sie 1 Handvoll unbehandeltes Steinsalz und 5 Tropfen Weihrauch. Geben Sie die Mischung ins Badewasser, und hören Sie entspannende Musik beim Bad.
- **Schön wie Kleopatra**
  Weihrauch hat eine hautverjüngende Wirkung. Schon 1 Tropfen ätherisches Weihrauchöl in etwas neutralem Trägeröl oder in einer natürlichen Hautpflegecreme ist sehr angenehm, entspannend und pflegend für die Haut. Menschen, die regelmäßig Weihrauch zur Gesichtspflege verwenden, werden oft nach ihrem Geheimrezept gefragt, weil sie so ein strahlendes und frisches Erscheinungsbild haben. Wenn Sie diese Anwendung abends machen, hat sie den angenehmen Nebeneffekt, dass Sie leichter zur Ruhe kommen. Sie kön-

nen die Anwendung intensivieren, indem Sie das ätherische Öl mit kleinen Klopfbewegungen der Fingerkuppen einarbeiten. Dadurch wird die Durchblutung angeregt.

Weihrauch-Honig-Maske: Nehmen Sie 1 EL Honig (hilft, Giftstoffe aus der Haut zu ziehen), und verdünnen Sie ihn je nach Konsistenz mit einigen Tropfen lauwarmem Wasser. Geben Sie 3–4 Tropfen Weihrauchöl dazu, und rühren Sie alles mit einem Holzspatel um.

Bereiten Sie Ihr Gesicht mit einer warmen Kompresse vor. Durch die Wärme öffnen sich die Poren. Dafür füllen Sie eine Schüssel mit warmem Wasser und legen ein Gästehandtuch hinein. Sie können auch jetzt schon 1 Tropfen Weihrauchöl ins Wasser geben. Wringen Sie das Handtuch aus, und legen Sie es sich auf Stirn und Wangen.

Tragen Sie nun die Weihrauch-Honig-Mischung im Gesicht auf. Sie können auch eine kleine Zupfmassage machen, dadurch wird die Durchblutung im Gesicht angeregt. Lassen Sie die Maske 10–15 Minuten einwirken, und spülen Sie sie dann mit lauwarmem Wasser und einem Tuch ab. Spüren Sie, wie fein und weich sich die Gesichtshaut anfühlt?

Die Honigmaske ist natürlich eine klebrige Angelegenheit. Deshalb mache ich sie gern, wenn ich ein Vollbad nehme.

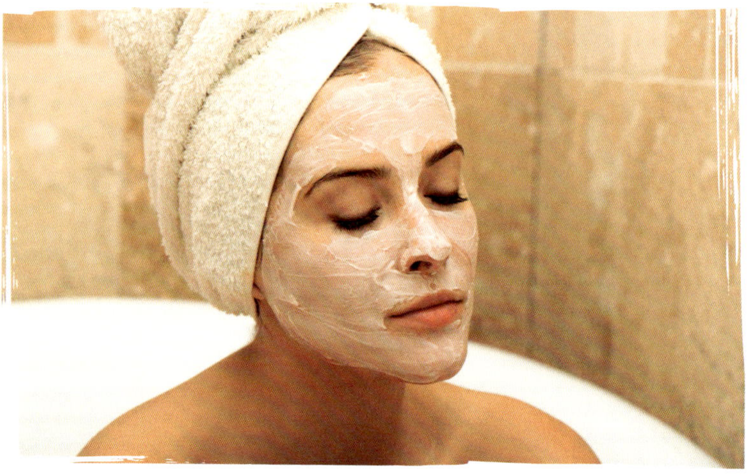

Elemi

(Canarium luzonicum)

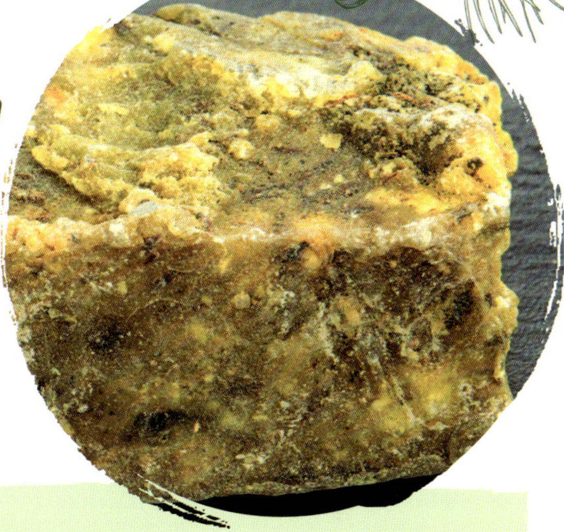

- **Botanische Familie:** *Burseraceae* (Balsambaumgewächse)
- **Extraktionsverfahren:** Dampfdestillation des Gummiharzes

Pflanzensteckbrief:
Besonders auf den Philippinen wächst die Baumart Elemi, weshalb sie auch unter dem Namen »Manila-Elemi« bekannt ist. Elemi gehört wie Weihrauch zu den Balsambaumgewächsen und kann eine Wuchshöhe von bis zu 30 Metern erreichen. Verwendung findet das Harz, für dessen Gewinnung die Rinde angeritzt wird. Das ausgetretene Harz wird dann nach dem Trocknen eingesammelt. In Kirchen wurde Elemi zum Räuchern als günstigere Alternative zu Weihrauchharz verwendet.

Hauptwirkbestandteil mit bis zu 70 % ist d-Limonen, das Elemi auch eine zitronige Note verleiht. Das ätherische Öl ist sehr reich an Sesquiterpenen sowie an Alpha-Phellandren, das zu den Monoterpenen gehört.

Elemi ist ein ätherisches Öl mit langer Tradition. Im alten Ägypten wurde Elemi zur Einbalsamierung der Mumien verwendet. In Europa wurden vor allem die hautpflegenden Eigenschaften geschätzt, z. B. zur besseren Wundheilung bei Soldaten.

Das ätherische Öl wirkt förderlich auf die Atemwege und kann die Schleimlösung begünstigen.

Praxistipps

Körperliche Anwendung

- Um **Narben** nach Operationen oder Verletzungen zu pflegen, können Sie 1 Tropfen (ggf. mit neutralem Trägeröl verdünnt) auf die verschlossene Narbe geben.
- Geben Sie 1 Tropfen Elemi in Ihre Gesichtspflege, um ein **strafferes Hautbild** zu erzielen. Diese Wirkung kann mit einer Klopfanwendung oder Gesichtsgymnastik noch intensiviert werden.
- Wenn Sie sich ausgebremst und stagniert fühlen, hilft das ätherische Öl von Elemi Ihnen, wieder **in den Fluss zu kommen.**
- Sie können 1 Tropfen Elemi entweder pur auf die **Reflexzonen** der Hände oder Füße auftragen oder mit etwas neutralem Trägeröl mischen für eine Ganzkörperanwendung. Nach dem Auftragen riechen Sie den feinen Duft noch von der Hand.

Aromaanwendung

- Mit Elemi können Sie Ihre **Räume reinigen,** klären und von negativen Energien befreien.
- Als begleitender Duft für **Meditation und Entspannung** ist Elemi gut geeignet. Vernebeln Sie das ätherische Öl entweder in einem Ultraschalldiffusor, oder verreiben Sie 1 Tropfen in den Händen, und riechen Sie vor der Meditation daran.

Copaiba

(Copaifera reticulata, langsdorffii oder multijuga)

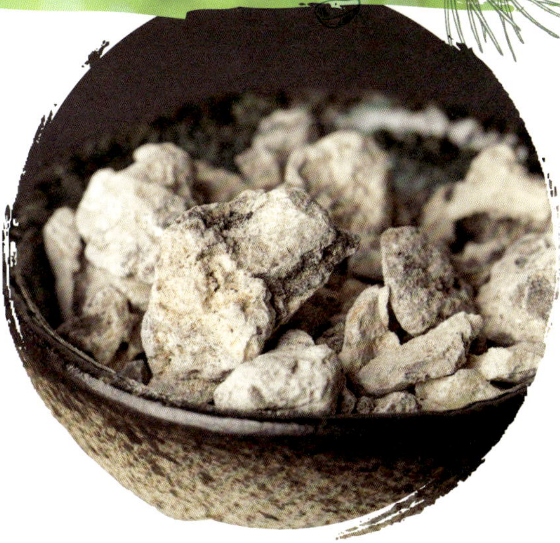

- **Botanische Familie:** *Fabaceae* (Hülsenfrüchtler)
- **Extraktionsverfahren:** Dampfdestillation des Gummiharzes

Pflanzensteckbrief:
In Südamerika, Afrika, Indien, Australien und Asien wachsen unterschiedliche Bäume, die das gummiartige Harz enthalten, allerdings ist nur Copaiba, das aus Brasilien stammt, auf Unbedenklichkeit getestet und GRAS-zertifiziert. Ein Sammelbegriff für diese Bäume ist »Copalbaum«. Darunter können sowohl Laubbäume als auch Nadelbäume fallen. Sie alle sind genügsam und anpassungsfähig, sodass sie genauso im Wald wachsen wie in Feuchtgebieten. Copalbäume können eine Höhe von bis zu 40 Metern und ein Alter von 400 Jahren erreichen.

Um an das begehrte Harz zu kommen, wird ein kleines Loch in den Stamm des Copalbaums gebohrt und die Flüssigkeit, ähnlich wie Ahornsirup, in einem Behälter aufgefangen. Dieses Verfahren wird »Lebendharzung« genannt. Pro Jahr kann ein Baum 2–3-mal angezapft werden und gibt durchschnittlich 4–5 Liter Gummiharz ab. Um den Baum vor Pilzbefall oder Ungeziefer zu schützen, wird das Loch nach der Ernte mit Lehm verschlossen.

Das Harz wird auch als Grundstoff für hochwertige Lacke verwendet. Da Copaiba ein begehrter Rohstoff ist, werden häufig gestreckte Öle angeboten. Also Augen und Nase auf!

Die mexikanischen Azteken benutzten Copaibaharz wie Weihrauch. Das Wort »Copalli« bedeutet in ihrer Sprache so viel wie »Rauch« und war ein Sammelbegriff für halbfossile Harze ganz unterschiedlicher Herkunft. Die Mayas nannten Copaiba »Gehirn des Himmels«, und Harz von Bäumen, die vom Blitz getroffen worden waren, galt ihnen als besonders heilig. In Brasilien benutzen die Curanderos, die dortigen Heiler und Schamanen, Copaiba, um negative Energien zu vertreiben und Linderung bei Schmerzen und Entzündungen zu erreichen. Aktuelle Studien bestätigen seine Wirksamkeit in diesem Bereich.[17]

Copaiba enthält ein pflanzliches Cannabinoid (Phyto-Cannabinoid) namens Beta-Caryophyllen, das vom Körper gut aufgenommen werden kann. Es gehört zu den Sesquiterpenen und kommt u. a. auch in Gewürznelken, schwarzem Pfeffer, Zimt, Basilikum, Oregano und Rosmarin vor. Es beeinflusst allerdings nicht die Psyche und berauscht nicht. Es dockt »bloß« an den Cannabinoid-Rezeptoren des Körpers an und hilft dadurch, bestimmte Körperfunktionen zu regulieren.

Copaiba kann gut in Kombination mit anderen ätherischen Ölen verwendet werden, weil es deren Wirkung verstärkt. Daher eignet es sich besonders, um es mit hochpreisigen ätherischen Ölen zu mischen, von denen dann weniger benötigt wird. Der Eigengeruch von Copaiba ist sehr sanft, balsamisch und dezent und überdeckt den Geruch des anderen ätherischen Öls nicht.

Wollen Sie die Wirkung eines anderen Öls noch weiter steigern, mischen Sie neben Copaiba Pfefferminze hinzu. Dieses ätherische Öl bewirkt, dass die Wirkstoffe tiefer ins Gewebe transportiert werden.

---

17 www.ncbi.nlm.nih.gov/pubmed/30132972.

Praxistipps

Körperliche Anwendung

- Copaiba pflegt die **Stimme.** Bei Heiserkeit können Sie 1 Tropfen ätherisches Copaibaöl in den Händen verreiben und auf dem Hals auftragen.
- Für ein gutes **Mundgefühl** geben Sie 1 Tropfen Copaiba in ein Glas Wasser und gurgeln damit. Das fördert ein gutes Mundmilieu.
- Zur Hautpflege bei **Insektenstichen** geben Sie einfach 1 Tropfen pur auf die betroffene Stelle.
- Ein hochwirksames **Massageöl** erhalten Sie, wenn Sie in 50 ml neutrales Trägeröl je 2–3 Tropfen Wintergrün, Basilikum, Thymian, Kiefer und Copaiba geben.
- Als verstärkender **Badeölzusatz** können Sie Copaiba z. B. in einem Rosenölbad einsetzen. Die Rose ist in hoher Qualität das teuerste ätherische Öl, weil die Gewinnung sehr aufwendig ist und jede Blüte nur ganz wenig ätherisches Öl abgibt. Doch ein Bad mit dem ätherischen Öl der Rose ist besonders auf emotionaler Ebene sehr ausgleichend. Geben Sie in eine Handvoll Steinsalz 1–2 Tropfen Rosenöl und zusätzlich bis zu 10 Tropfen Copaiba. Der Rosenduft wird dadurch nicht verfälscht, die Wirkung der Rose jedoch intensiviert. Das ist ein luxuriöses Badeerlebnis, das den Geldbeutel schont.
- Zur Unterstützung der guten **Atemwegsfunktionen** können Sie 1 Tropfen Copaiba direkt auf der Brust verteilen und den Duft anschließend noch von der Hand inhalieren.
- In der brasilianischen Volksmedizin wird Copaiba auch verwendet, um Schleim aus **Rachen und Nebenhöhlen** zu lösen.

Aromaanwendung

- Zur **energetischen Reinigung** in Räumen geben Sie 2–3 Tropfen Copaiba in einen Ultraschallvernebler. Diese Anwendung ist eine mildere Form derjenigen mit Weihrauch und daher für alle geeignet, die den Duft von Weihrauch nicht mögen, aber schlechte Energien entfernen wollen.

Palo Santo

(Bursera graeolens)

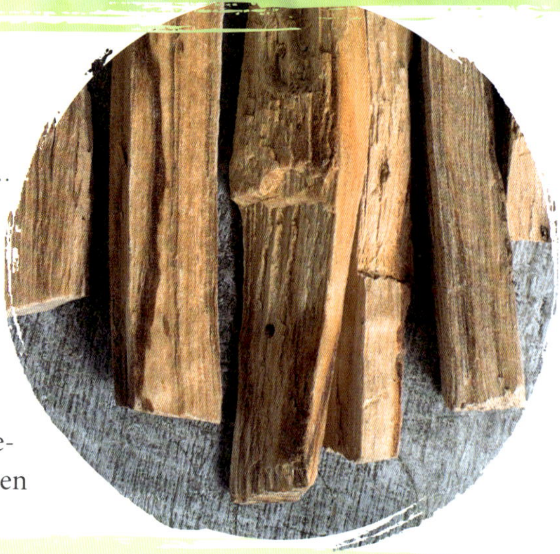

- **Botanische Familie:** *Burseraceae* (Balsambaumgewächse)
- **Extraktionsverfahren:** Dampfdestillation der Sägespäne von abgestorbenem Holz, Rinde und Ästen

Pflanzensteckbrief:
Palo Santo heißt übersetzt »heiliges Holz«, und ihm werden besondere Kräfte zugesprochen. Der Baum wächst in den tropischen Wäldern Lateinamerikas, u. a. in Mexiko, Ecuador, Venezuela und Peru. Die meiste Zeit des Jahres über hat dieser Baum kahle Äste. Erst in der Regenzeit entwickelt Palo Santo dunkelgrüne bis bläuliche, gezackte Blätter. Je nachdem, ob er in Küstennähe oder im Landesinneren wächst, sind die Inhaltsstoffe sehr unterschiedlich. Es gibt weiße und rote Baumstämme, deren Wirkbestandteile auch verschieden sind. Der Duft kommt dem von Weihrauch sehr nah. Die maximale Lebensdauer des Palo Santo liegt bei 100 Jahren. Durch ein Insekt wird der Baum abgetötet, und das Holz reift dann zwischen 4 und 10 Jahren heran. Bei dieser Reifung bildet sich durch biochemische Prozesse das wertvolle Harz. So bringt der Tod des Baumes in anderer Form Neues hervor.

Für die Gewinnung des ätherischen Öls wird das abgelagerte Holz samt Rinde und Ästen vermahlen. Das Sägemehl wird dann dampfdestilliert, wobei das Harz extrahiert wird. Ein Hauptwirkbestandteil ist mit bis zu 80 % d-Limonen, das zur Molekülgruppe der Monoterpene zählt.

In den Anden verräuchern die Schamanen, die Curanderos, Palo Santo, um negative Energien aufzulösen. Dem Räucherduft wird nachgesagt, dass er Glück fördert und den Raum, in dem geräuchert wird, positiv auflädt. Palo Santo hat in Südamerika einen ähnlichen Stellenwert wie Sandelholz in Asien oder Weihrauch im Orient.

Palo Santo soll sich auch günstig auf den Bewegungsapparat auswirken und für die Gelenke förderlich sein.

Da das ätherische Öl von Palo Santo zu den höherpreisigen gehört, ist es nicht verwunderlich, dass auch hier gestreckte Produkte auf dem Markt sind.

Praxistipps

Körperliche Anwendung

- Als Zusatz für ein **reinigendes Bad** geben Sie ein paar Tropfen Palo Santo zusammen mit einer Handvoll Steinsalz ins Wasser. Traditionell wird ein Holzstückchen von Palo Santo mit heißem Wasser übergossen, und der Sud wird als Badezusatz verwendet. Das Holzstückchen wird dann noch benutzt, um den Körper damit abzuschrubben.
- Das ätherische Öl von Palo Santo stärkt das eigene **Energiefeld,** wenn z. B. Orte mit größeren Menschenansammlungen besucht werden. Es stabilisiert die Aura und legt eine schützende Hülle um einen. Verreiben Sie 1 Tropfen Palo Santo in den Händen, und bringen Sie den Duft mit fächernden Bewegungen in Ihr Energiefeld ein. Anschließend atmen Sie den balsamischen Duft von der Hand ein.

- Für ein **pflegendes Körperöl** mischen Sie 20 ml Trägeröl mit 5–7 Tropfen Palo Santo. Zusätzlich können Sie noch Copaiba, Sandelholz und Weihrauch hinzufügen, um eine sehr exklusive, balsamische Duftkombination zu erhalten.

Aromaanwendung

- Um **Altlasten** des Vormieters in frisch bezogenen Wohnungen zu entsorgen oder Räume von unguten Stimmungen zu reinigen, wenn es darin Streit gab, geben Sie Palo Santo in den Ultraschallvernebler. Auch nach Schicksalsschlägen können Sie so Ihr Umfeld klären.
- Zur Einstimmung auf **Meditation und Entspannung** verreiben Sie 1 Tropfen in den Händen und riechen daran.
- Im Alltag können Sie sich vor Energieangriffen schützen, indem Sie ein **Auraspray** aus 20 ml Wasser und 5 Tropfen Palo Santo mischen. Das kleine Sprayfläschchen können Sie in Mantel- oder Handtasche bei sich tragen. Wann immer Sie das Gefühl haben, dass Sie eine kleine Energiedusche brauchen, geben Sie einen Sprühstoß über ihren Kopf. Die feinen Wassertröpfchen rieseln sanft in ihr Energiefeld und klären darin aufgenommene Energien. Spüren Sie bewusst nach.

Achtung: Dieses ätherische Öl ist für Schwangere und Kinder unter 18 Monaten nicht geeignet!

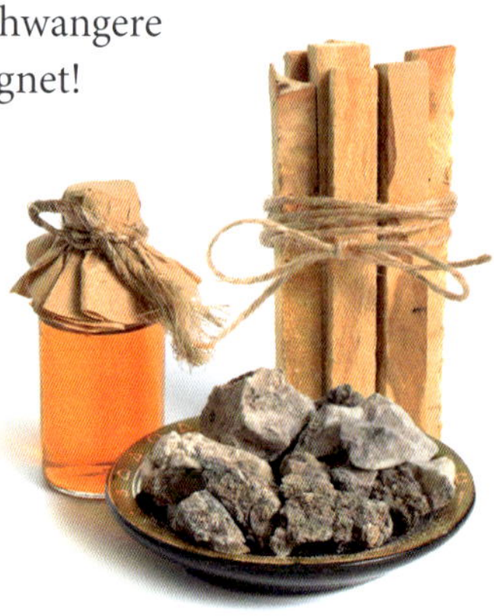

Sandelholz

(Santalum album)

- **Botanische Familie:** *Santalaceae* (Sandelholzgewächse)
- **Extraktionsverfahren:** Dampfdestillation der Sägespäne vom Holz

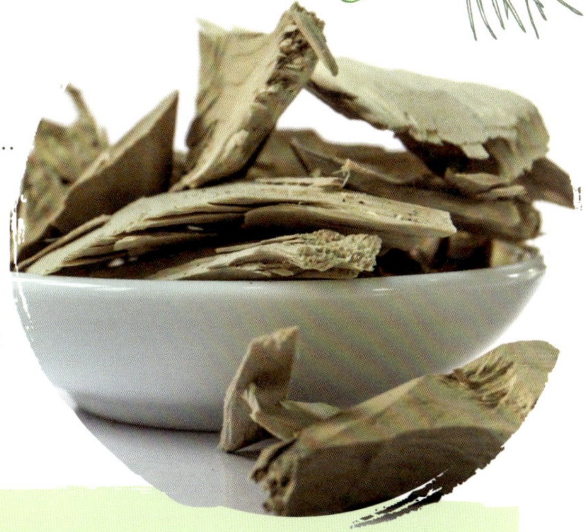

Pflanzensteckbrief:
Der immergrüne Sandelholzbaum ist ein halbparasitärer Baum, der in Australien, Indien, China, Indonesien, den Philippinen und Taiwan beheimatet ist. Er nutzt einen anderen Baum, um eine Wuchshöhe zwischen 4 und 20 Metern zu erreichen. Die Samen keimen an den Wurzeln anderer Bäume und zapfen diese an, um an Nährstoffe und Wasser zu kommen. Nach ca. 7 Jahren ist der Sandelholzbaum so stabil, dass er die Wirtspflanze verdrängt. Reif ist er im Alter von 60–80 Jahren. Die Sorte *Santalum album* zählt im Wildwuchs mittlerweile zu den gefährdeten Arten, da sie durch Raubbau fast ausgerottet wurde. Die Preise für Sandelholz sind enorm gestiegen. Für 1000 Liter ätherisches Sandelholzöl lag der Preis vor 10 Jahren bei 3800 €, heute liegt er bei 85 000 €. In Indien ist mittlerweile jeder einzelne Baum registriert, um ihn zu schützen.

Bei Sandelholz braucht man Geduld. Der Baum muss viele Jahre lang wachsen, bis er reif ist. Wird er dann geerntet, gibt er allerdings reichlich ätherisches Öl ab. Daher gehört das ätherische Öl des Sandelholzbaumes zu den hochpreisigen Ölen. Dies bringt wieder die Gefahr mit sich, dass es mit billigen Zusätzen gestreckt wird. Wer nicht so tief in die Tasche greifen möchte, kann in vielen Fällen auf Zedernholz ausweichen.

Sandelholz ist ein begehrter Werkstoff für Möbel und Schnitzereien, als pflegender Wirkstoff in Kosmetikartikel und für die Herstellung von Räucherstäbchen und anderem Räucherwerk. Außerdem ist es ein wichtiges Mittel im Ayurveda und in der tibetischen Medizin. Dort wird Sandelholz u. a. zur Pflege der Harnwege hochgeschätzt.

Die Hauptinhaltsstoffe des ätherischen Sandelholzöls sind mit bis zu 50 % Alpha-Santalol und mit bis zu 20 % Beta-Santalol. Diese beiden Wirkstoffe zählen zu den Sesquiterpenen.

Sandelholz hat eine beruhigende Wirkung auf das zentrale Nervensystem und unterstützt einen guten Schlaf.[18] In Indien wenden die Mönche eine Paste aus Sandelholz an, um das Gehirn zu kühlen, während sie meditieren.

Außerdem verwöhnt Sandelholz die Haut. Die Inhaltsstoffe pflegen und verjüngen sie. Dr. Olivier Wenker berichtet, dass er schon seit 15 Jahren eine spezielle Lichtuntersuchung seiner Haut macht, um zu sehen, wo Risikopotenziale schlummern. Seit mehreren Jahren verwendet er Sandelholz in einer Gesichtscreme, und bei der letzten Untersuchung konnte er feststellen, dass sich dort, wo vorher Veränderungen festgestellt worden waren, das Hautbild verjüngt hatte.

Sonnenschutz ist ein schwieriges Thema. Zum einen brauchen wir Vitamin D, das sich durch Hautkontakt mit Sonnenlicht bildet, für unsere Gesundheit. Zum anderen steigert die Sonnenexposition und vor allem ein Sonnenbrand das Hautkrebsrisiko. Allerdings können Cremes mit hohem Lichtschutz selbst wieder krebsauslösend sein – grundsätzlich gilt: Je wirksamer, desto giftiger. Auch hormonell wirksame Substanzen sind in Sonnencremes enthalten. Ein gesundheitlich unbedenklicher Sonnenschutz sind Sonnenhut und lange Leinenklamotten. Und falls die Sonne Sie doch einmal erwischt hat, können Sie die Haut mit Sandelholz pflegen.

---

18 www.sciencedirect.com/science/article/pii/S0944711311800565.

Sandelholz wirkt sich günstig auf die Kopfdrüsen aus. Bei hoher Belastung durch PC und Handy ist deren Pflege wichtig. Ich habe einmal eine energetische Messung machen lassen, für die die Hand auf ein Gerät aufgelegt und mithilfe von galvanischem Strom der ganze Körper gemessen wird. Bei dieser Momentaufnahme werden Parameter wie Magen-Darm-Trakt, Immunsystem, Hormonsystem, Ernährung, Wirbel, Zähne, innere Organe, Emotionen, mentale Ebene, Wasserverwertung im Körper, Schlaf etc. berücksichtigt. Ich war schockiert, als ich sah, dass ich nach einem langen Arbeitstag am PC eine hohe Belastung bei »endokrine Disruptoren« aufwies. Computerarbeit, künstliches Licht, petrochemische Stoffe, Medikamente etc. können die Hormondrüsen so beeinflussen, dass diese geschädigt werden. Das hat mich alarmiert. Ich vermeide seitdem noch konsequenter Plastik und habe mir eine Computerschutzbrille mit orangefarbenen Gläsern zugelegt, die das schädigende Blaulicht filtern. Zusätzlich wende ich 2-mal am Tag Sandelholz in Form einer Gesichtscreme an.

In Hawaii und Australien wächst mit *Santalum paniculatum* eine andere Art von Sandelholz, und es gibt noch weitere Sandelholzarten, die einer anderen botanischen Familie zugeordnet sind und auch andere Wirkstoffe enthalten. Schauen Sie also genau hin, wenn Sie ein ätherisches Öl kaufen.

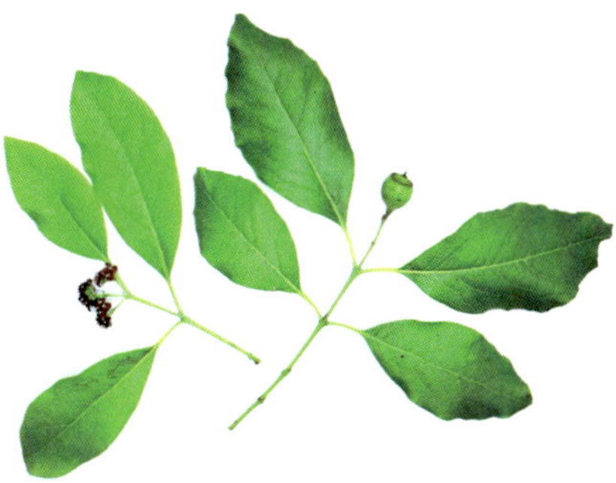

Praxistipps

Sandelholz ist ein etwas zähflüssiges Öl, das schwer aus einem Fläschchen mit Tropfer kommt. Wenn Sie es vor der Verwendung ein paar Minuten am Körper, z. B. in der Hosentasche, tragen, wird seine Struktur flüssiger.

Körperliche Anwendung

- Die **Honigmaske** von Seite 114 können Sie auch alternativ mit Sandelholz oder einer Mischung aus Sandelholz und Weihrauch machen.
- Wer Erscheinungen von **Hautalterung** aufweist, für den kann Sandelholz ein richtiger Jungbrunnen sein. Verdünnen Sie 1 Tropfen Sandelholz in etwas Trägeröl, und tragen Sie die Mischung im Gesicht auf. Die Anwendung können Sie mit Klopfübungen oder Gesichtsgymnastik intensivieren. Wiederholen Sie dies täglich!
- Sandelholz gehört zu den sogenannten »Biblischen Ölen«, die schon in der Heiligen Schrift erwähnt wurden. Wenn ich mich sehr erschöpft und ausgelaugt fühle, hilft mir das folgende **Körperöl,** mich zu erden und zu energetisieren.

  Holy Energy Booster: Mischen Sie 50 ml neutrales Trägeröl mit je 2 Tropfen Weihrauch, Zedernholz, Myrrhe, Onycha (Benzoe), Zypresse, Zistrose, Ysop, Zimt, Myrte und Sandelholz. Ölen Sie sich nach dem Duschen damit ein. Sie können sich auch vorher einölen, ca. 10 Minuten warten, damit die ätherischen Öle gut einziehen, und dann warm duschen. Durch die Wärme dringen die ätherischen Öle noch tiefer ins Gewebe.

  3–5 Tropfen dieser Mischung mit einer Handvoll Steinsalz als Badezusatz für ein Vollbad reinigen energetisch. Nach Messebesuchen, wenn ich das Gefühl habe, meine Aura ist voll von fremden Energien, nutze ich ihn gern.

Aromaanwendung

- Sandelholz ist besonders geeignet, um die **Meditation** zu begleiten. Verreiben Sie hierfür 1 Tropfen in den Händen, formen Sie vor der Nase ein Körbchen mit ihnen, und atmen Sie den Duft ein. Verstreichen Sie den Rest auf der Stirn.
- Wenn Sie auf körperlicher oder emotionaler Ebene eine negative **Zellprogrammierung** haben, unterstützt Sie Sandelholz dabei, die Zellen an das gesunde Programm zu erinnern. Tragen Sie regelmäßig Sandelholz in neutralem Trägeröl verdünnt auf, z. B. mit einem Roll-on.

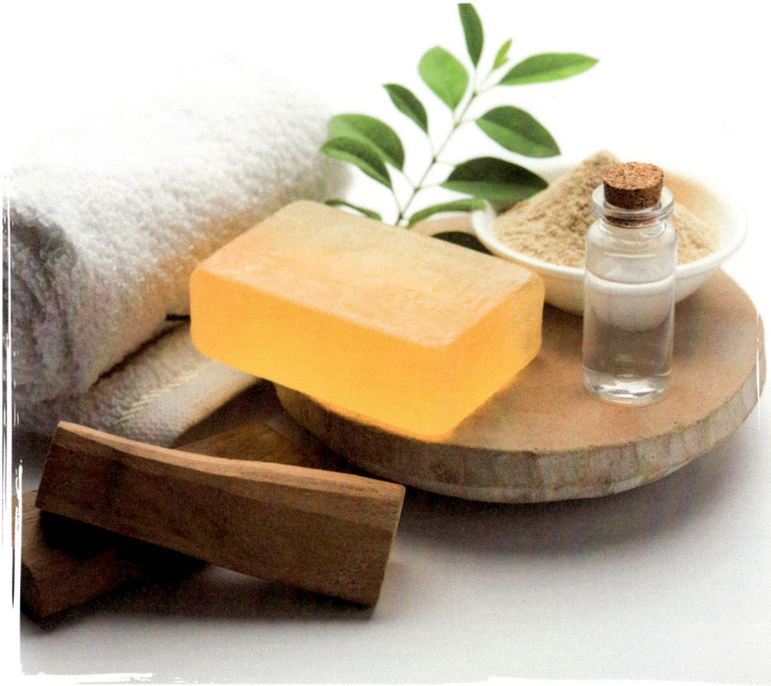

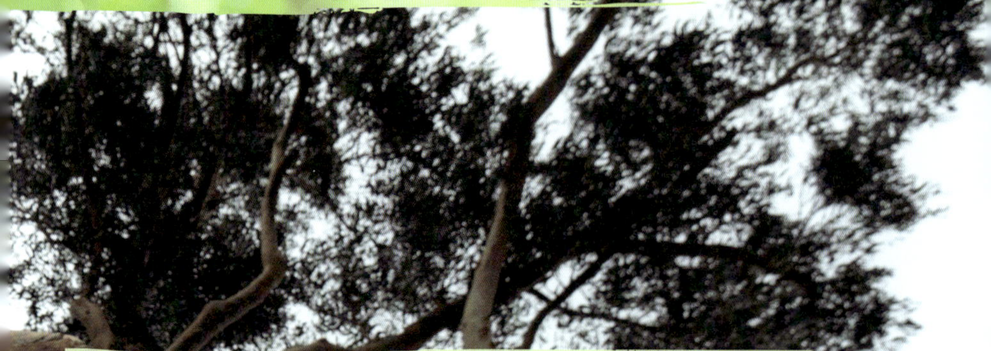

Eukalyptus

Im ersten Moment denken die meisten bei Eukalyptus vermutlich an Australien. Tatsächlich wachsen dort ganz unterschiedliche Arten von Eukalyptus. Die Eukalypten sind eine große botanische Pflanzengattung mit ca.600 verschiedenen Arten. Doch Eukalyptus gibt es nicht nur in Australien und Neuseeland, sondern auch in China und Indonesien.

In Australien gehört Eukalyptus zu den heiligen Bäumen. Er steht für Vitalität und Balance. Eine heilige Verwendung des Eukalyptus ist der Bau eines Didgeridoos. Dieses Instrument wird aus abgestorbenen Ästen, die von Termiten ausgehöhlt wurden, gebaut.

Der größte Baum, der auf der Welt jemals gefunden wurde, war übrigens ein Eukalyptus mit 133 Metern Höhe. Er stand im australischen Bundesstaat Victoria.

Interessant ist es, die Wirkbestandteile der verschiedenen Eukalyptusarten miteinander zu vergleichen und auf die Anwendungsmöglichkeiten zu schließen.

Gewöhnlicher Eukalyptus

(Eucalyptus globulus)

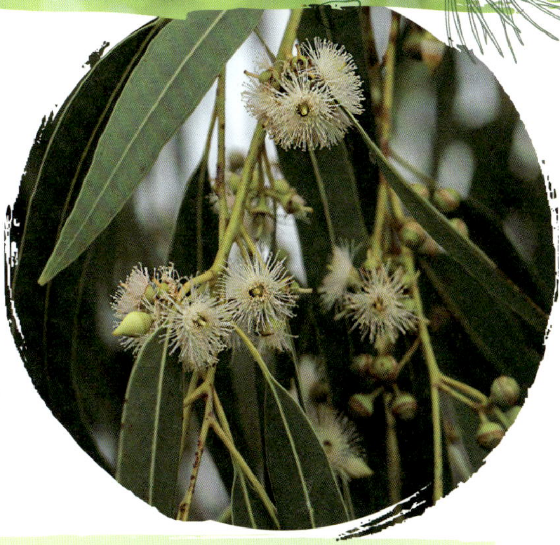

- **Botanische Familie:** *Myrtaceae* (Myrtengewächse)
- **Extraktionsverfahren:** Dampfdestillation der Blätter

Pflanzensteckbrief:
Der gewöhnliche Eukalyptus ist in Australien der am meisten kultivierte Baum. Er erreicht eine Wuchshöhe von bis zu 35 Metern. In seinen ersten 10 Jahren wächst der *Eukalyptus globulus* sehr zügig, danach nur noch langsam weiter.

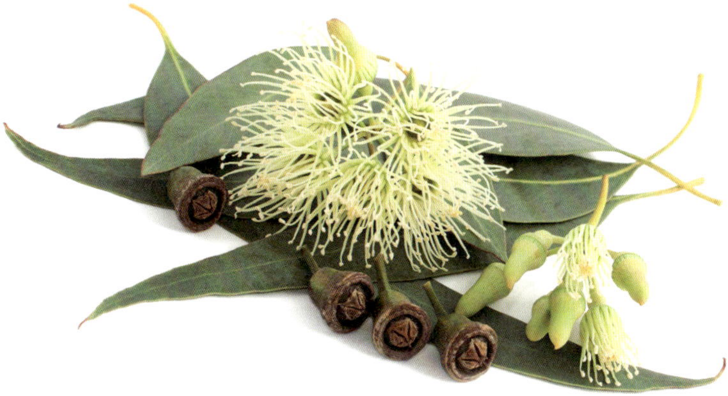

Praxistipps

Körperliche Anwendung

- Um den **Lungen- und Bronchienbereich** zu stärken, können Sie 1 Tropfen des gewöhnlichen Eukalyptus in etwas Trägeröl auf die Brust und auf dem Rücken in Lungenhöhe auftragen.
- Für ein **Erkältungsbad** mischen Sie 3–4 Tropfen gewöhnlichen Eukalyptus mit einer Handvoll Steinsalz und geben es als Badezusatz ins Wasser.

Achtung: Diese Eukalyptusart nicht bei Kindern unter 3 Jahren einsetzen. Das ätherische Öl könnte zu viel Schleim lösen, der dann nicht abgehustet oder ausgeschnäuzt werden könnte.

Hauptbestandteile des ätherischen Öls

bis zu 90 % 1,8-Cineol: Dieses Monoterpen kommt auch in Lorbeer, Thymian, Basilikum und Teebaum vor und wirkt sich besonders günstig auf die Atemwege aus.

6–9 % Limonen

1,5 % Alpha-Pinen

1–5 % Para/Czmol

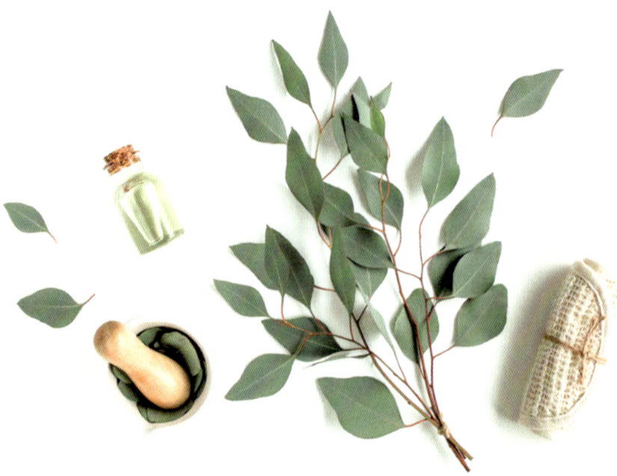

Zitronen-Eukalyptus

(Eucalyptus citriodora)

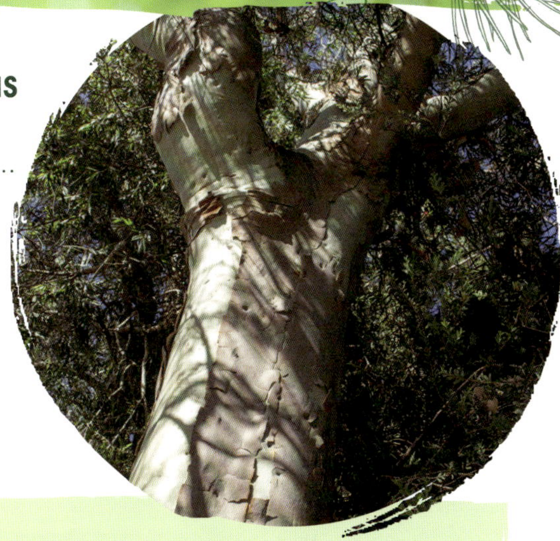

- **Botanische Familie:** *Myrtaceae* (Myrtengewächse)
- **Extraktionsverfahren:** Dampfdestillation der Blätter

Pflanzensteckbrief:
Diese Eukalyptusart kommt vor allem an der Ostküste von Australien vor, aber auch in Brasilien und China. Der Baum erreicht eine Wuchshöhe zwischen 30 und 50 Metern. Die Blüten des Baumes sind in der Honiggewinnung wichtig.

Praxistipps

Körperliche Anwendung

- Für Naturaufenthalte können Sie einen **»Insektenschreck«** mischen, indem Sie in 20 ml neutrales Trägeröl 5 Tropfen Zitronen-Eukalyptus und 2 Tropfen gewöhnlichen Eukalyptus geben. Zusätzlich können Sie noch je 2 Tropfen Nelke, Zedernholz, Lavendel und Citronella hinzufügen.

Ölen Sie sich am besten vor dem Anziehen mit dieser Ölmischung ein, und nehmen Sie für unterwegs einen Roll-on zum Auffrischen mit. Da ätherische Öle flüchtig sind, muss immer wieder nachgelegt werden.

Sie können auch 20 ml Wasser statt Trägeröl verwenden und eine kleine Prise Salz zugeben, um Ihre Kleidung damit unterwegs immer wieder einzusprühen. Geben Sie 1–2 Pumpstöße über Ihren Kopf, dann rieselt der feine Nebel auf Sie herab.

Hauptbestandteile des ätherischen Öls

bis zu 85 % Citronellal

Citronellal kommt überwiegend in der Schale von Zitrusfrüchten vor, aber eben auch in dieser Eukalyptusart. Es gehört zur Gruppe der Monoterpene. Dieser Wirkstoff kann sehr günstig auch synthetisch hergestellt werden, daher gilt es, beim Kauf achtsam zu sein und auf die Herkunft zu achten. Citronellal ist für Insekten sehr unangenehm, daher kann die Anwendung einen Naturaufenthalt ohne lästige Stiche und Bisse ermöglichen.

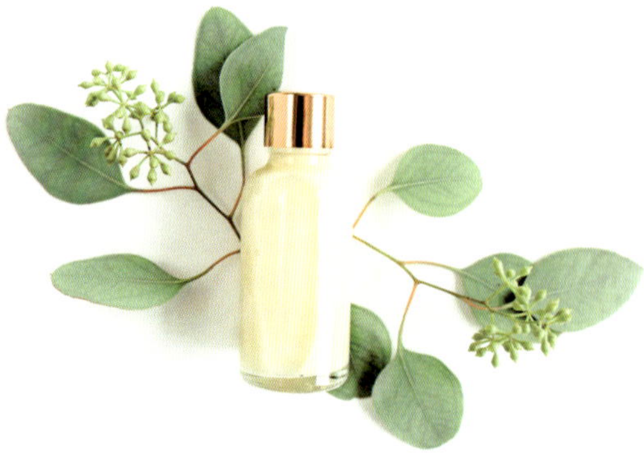

Pfefferminz-Eukalyptus

(Eucalyptus radiata)

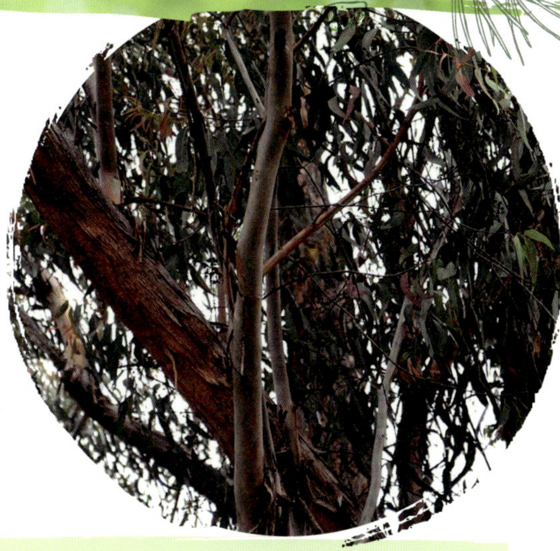

- **Botanische Familie:** *Myrtaceae* (Myrtengewächse)
- **Extraktionsverfahren:** Dampfdestillation der Blätter

Pflanzensteckbrief:
Der Pfefferminz-Eukalyptus wächst im Süden Australiens und in Tasmanien, einer kleinen Insel vor der Küste Australiens. Die Bäume erreichen eine Wuchshöhe von 30–50 Metern.

Diese Eukalyptusart ist milder als der gewöhnliche Eukalyptus. Er unterstützt besonders Hals, Nase und Atemwege und kann gut für Inhalationen verwendet werden.

Pfefferminz-Eukalyptus ist mild zur Haut und eignet sich daher gut für die Hautpflege.

Praxistipps

Körperliche Anwendung

- Bei **Erkältung** können Sie Pfefferminz-Eukalyptus (wie alle Eukalyptusarten) gut mit einem Ultraschallvernebler im Raum verteilen, um die Atemluft zu reinigen und die Atmung generell zu verbessern.

Hauptbestandteile des ätherischen Öls

bis zu 75 % 1,8-Cineol

bis zu 10 % Alpha-Perpineol

8 % Limonen

6 % Alpha-Pinen

Achtung: Wegen des hohen Cineolgehalts ist dieser Eukalyptus nicht für Kinder unter 18 Monaten geeignet.

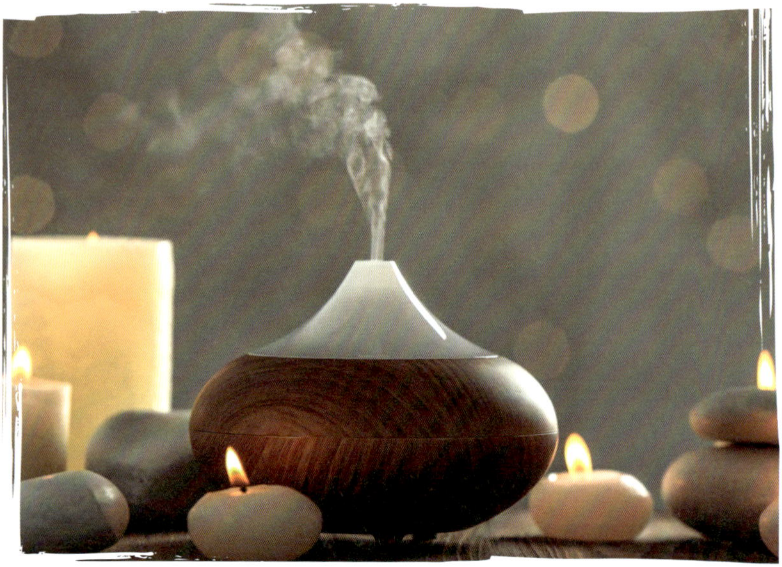

Teebaum

(Melaleuca alternifolia)

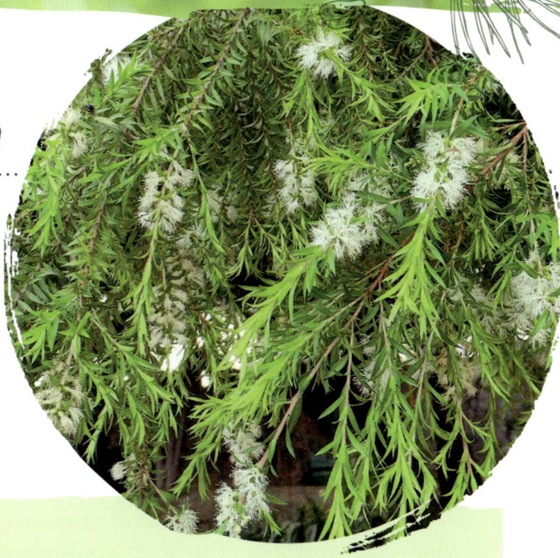

- **Botanische Familie:** *Myrtaceae* (Myrtengewächse)
- **Extraktionsverfahren:** Dampfdestillation der Blätter

Pflanzensteckbrief:
Der Teebaum wächst wild in den warmen und sumpfigen Regionen Australiens. In der Blütezeit bildet er vielblütige behaarte Blütenstände aus, die wie ein weißer Flaum wirken. Seinen Namen hat er von dem Botaniker Dr. Joseph Banks erhalten, der James Cook auf seiner ersten Südseereise begleitete und den Baum dort auf der Suche nach einem Teeersatz entdeckte. Die Ureinwohner Australiens nutzten die stark desinfizierenden Blätter des Baumes unter anderem als Wundauflagen.

Das ätherische Öl wird insbesondere deswegen geschätzt, weil die Inhaltsstoffe gegen Pilzbelastungen wirksam sind. Gemeinhin wirkt Teebaumöl stark antimikrobiell, antiparasitär, antiviral und entzündungshemmend. Das Aroma des ätherischen Öls ist herb, und man riecht den hohen Terpengehalt. Aus diesem Grund habe ich persönlich dieses ätherische Öl anfangs unterschätzt, bis mich einer meiner Kunden dann mit seiner Liebe zum Teebaumöl angesteckt hat. Er nutzt es für alles Mögliche: zur Pflege des Zahnfleischs, zur Versorgung des Hufs seiner Ziege oder für Hautprobleme.

Ein hochwertiges Teebaumöl erkennt man daran, dass sein Terpinen-4-ol-Gehalt über 30 % liegt. Dieser Wirkbestandteil macht im Wesentlichen die antimikrobielle Wirkung aus.

Praxistipps

Körperliche Anwendung

- **Mundspülung mit Teebaumöl:** Geben Sie 1 Tropfen ätherisches Teebaumöl in ein Glas Wasser, und gurgeln Sie damit. Bewegen Sie die Spülung auch kräftig von einer Wange zur anderen, um damit die Zähne durchzuspülen. Das fördert ein gutes Milieu im Mund- und Rachenraum.

Aromaanwendung

- Das ätherische Öl fördert das Gefühl der **Reinigung.**

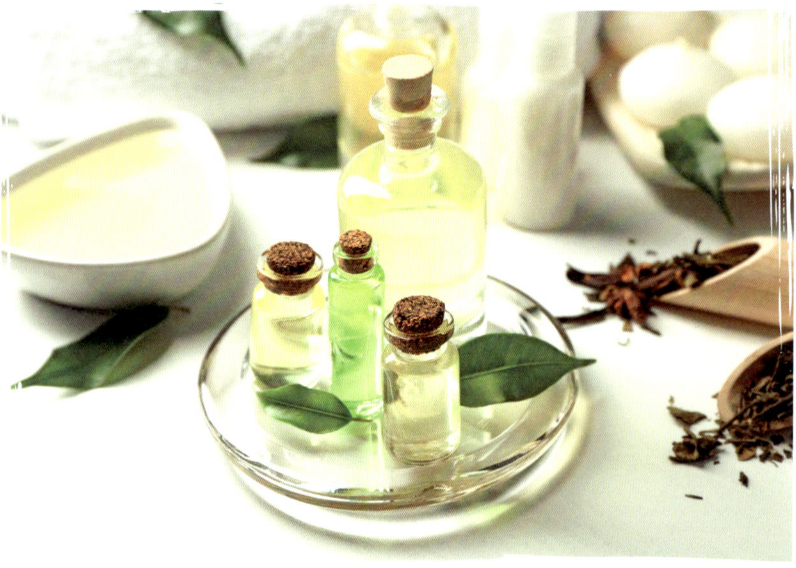

Hauptbestandteile des ätherischen Öls

30–45 % Terpinen-4-ol: Dieses Terpen wirkt stark antimikrobiell, antiviral, antibakteriell, antiseptisch, antimykotisch und antiparasitär.

10–28 % Gamma-Terpinen: Der Stoff wirkt unterstützend und entkrampfend auf den Magen-Darm-Bereich sowie antibiotisch, ohne die für uns hilfreichen Bakterien anzugreifen, lindert Husten und stärkt das Immunsystem.

5–13 % Alpha-Terpinen: Wirkt stark antioxidativ und zeigte sich in Studien wirksam gegen Brustkrebs.[19] Teebaumöl könnte daher interessant für eine alternative Therapie werden.

1,8–15 % Cineol/Eucalyptol: Unterstützt vor allem das Abhusten von Schleim.

1,5–8 % Alpha-Terpineol: Wirkt antimykotisch, antibakteriell und antientzündlich.

1–6 % Alpha-Pinen

0,5–12 % Paracymen: Wirkt antibakteriell.

0,5–4 % Limonen

Achtung: Anwender mit empfindlicher Haut sollten Teebaumöl mit einem neutralem Trägeröl verdünnen.

19 https://pubmed.ncbi.nlm.nih.gov/29864906/.

Cajeput

(Melaleuca cajuputi)

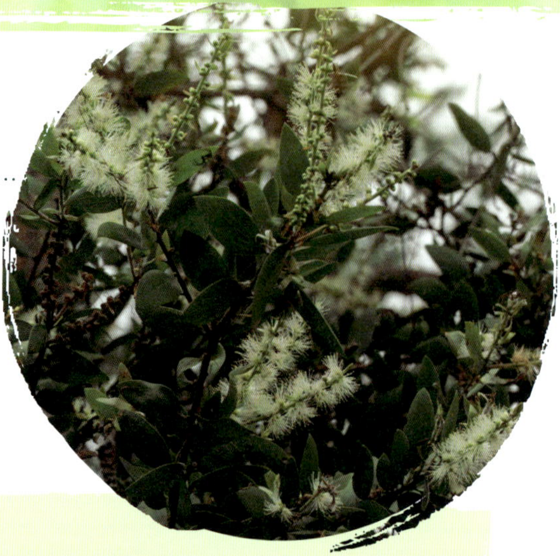

- **Botanische Familie:** *Myrtaceae* (Myrtengewächse)
- **Extraktionsverfahren:** Dampfdestillation der Blätter

Pflanzensteckbrief:
Ursprünglich ist der Cajeput in Malaysia und in Indonesien heimisch. Ins Deutsche übersetzt, bedeutet das malaiische »Caju puti« »weißes Holz«. Dieser Name kommt daher, dass der Baum zur Blütezeit wie beim Teebaum von einem weißen Flaum überzogen ist. Er wird deshalb auch als Weißer Teebaum bezeichnet. Cajeput bildet ein ausladendes Wurzelnetzwerk, manchmal sogar Luftwurzeln.

Die Ureinwohner Australiens verwendeten die Blätter zur Behandlung von Atemwegsbeschwerden. Dafür wurden die Blätter zerkleinert, damit das ätherische Öl austreten und inhaliert werden konnte. Auch auf Hautverletzungen und schmerzende Stellen trugen sie einen Blätterbrei auf. In Thailand fanden die Blätter als Tee zubereitet medizinische Anwendung.

Der Hauptbestandteil ist 1,8-Cineol/Eucalyptol. Dadurch hilft Cajeput hervorragend dabei, Schleim abzuhusten. Die Ureinwohner Malaysias verwendeten Teebaumöl, um Infektionen im Rachenraum und in den Atemwegen entgegenzuwirken. Cajeput hat zudem eine entkrampfende Eigenschaft, die einen positiven Effekt auf den Verdauungstrakt und die Harnwege hat.

Praxistipps

Körperliche Anwendung

- **Hustenbalsam:** Erwärmen Sie 100 g Kokosöl, und rühren Sie je 10 Tropfen Cajeput und Pfefferminz-Eukalyptus ein. Lassen Sie das Fett wieder fest werden. Den Balsam können Sie nun auf Brust und Rücken auftragen.

Hauptbestandteile des ätherischen Öls

50–60 % 1,8-Cineol/Eucalyptol

7–13 % Alpha-Terpineol

3–8 % Limonen

1–3 % Alpha-Pinen

Achtung: Dieses Öl ist für Kleinkinder nicht geeignet, da es bei ihnen zu stark entschleimend wirken könnte.

Achtung: Nutzen Sie für die Anwendung auf der Haut stets reines ätherisches Cajeputöl, da künstliche Öle zu Blasenbildung und anderen Hautirritationen führen können.

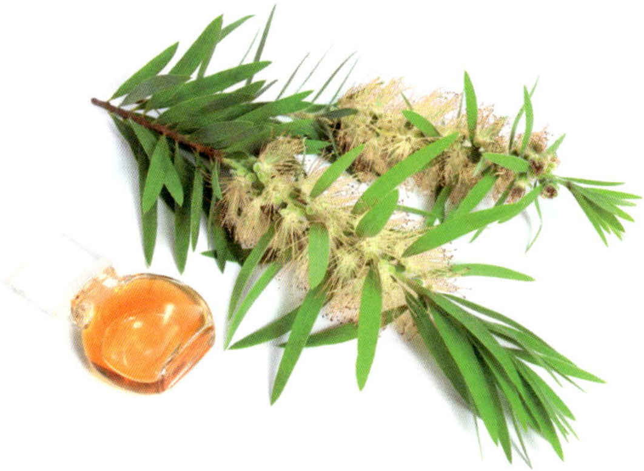

Niaouli *(Melaleuca quinquenervia)*

- **Botanische Familie:** *Myrtaceae* (Myrtengewächse)
- **Extraktionsverfahren:** Dampfdestillation der Blätter und Zweige

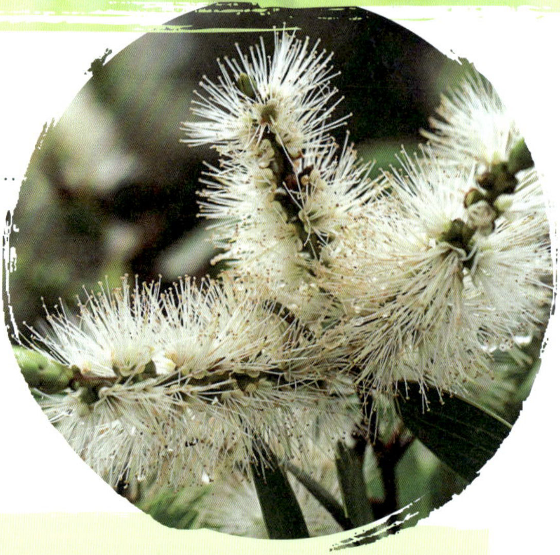

Pflanzensteckbrief:
Dieser Baum ist in Neukaledonien, Australien, Papua-Neuguinea, Burma, Malaysia und Hawaii beheimatet. Niaouli ist sehr anpassungsfähig und kommt selbst mit den widrigsten Bedingungen zurecht. Sogar mit gelegentlichem Brack- und Salzwasser kann er sich arrangieren. Ist genug Feuchtigkeit vorhanden, können abgebrochene Zweige der Baumkrone neue Wurzeln austreiben. Die auffällige Rinde des Niaouli sticht besonders ins Auge: Sie wirkt wie dünnes Papier, das in vielen Schichten um den Stamm gewickelt wurde.

Die Ureinwohner der Heimat des Niaouli nutzen den Baum bei Fiebererkrankungen und zur Wundheilung. Ebenso schätzten sie seine hautregenerierende, entzündungshemmende und immunsystemstärkende Wirkung. Moderne wissenschaftliche Arbeiten[20] zeigen, dass u. a. Niaouli die Gehirnfunktion bei Alzheimer fördert. Das liegt daran, dass das ätherische Öl einen hohen Monoterpengehalt hat und die Monoterpene sich auch günstig auf die kognitiven Eigenschaften auswirken.

20 https://pubmed.ncbi.nlm.nih.gov/34298986/.

Praxistipps

Aromaanwendung

- Da Niaouli stark desinfizierend wirkt, kann es genutzt werden, um **bei Erkältungen die Raumluft zu säubern** und von schädlichen Erregern zu befreien. Geben Sie dafür einige Tropfen des ätherischen Öls in einen Diffusor.
- Das ätherische Öl unterstützt **Atemwege, Lunge und Bronchien**.
- Ätherisches Niaouliöl wirkt als **Phyto-Testosteron** und erhöht somit den Testosteronspiegel.

Körperliche Anwendung

- Niaouli wirkt **blutreinigend** und vertreibt Amöben und Parasiten. Wie alle Myrtengewächse wirkt Niaouli stark antimikrobiell. Sie können das ätherische Öl auf Ihre Fußsohlen oder Handflächen auftragen, es gelangt darüber in die Blutbahn. Es besteht auch die Möglichkeit, es in Kapselform innerlich einzunehmen. Die Kapsel schleust das Öl durch den Magen, dessen Säure die Wirkstoffe sonst zersetzen würde. Achten Sie darauf, dass das ätherische Öl auch für die innere Einnahme zugelassen ist.

Hauptbestandteile des ätherischen Öls

55–75 % 1,8-Cineol/Eucalyptol: ein Monoterpen.

5–12 % Limonen

2–6 % Viridiflorol

1–5 % Beta-Pinen

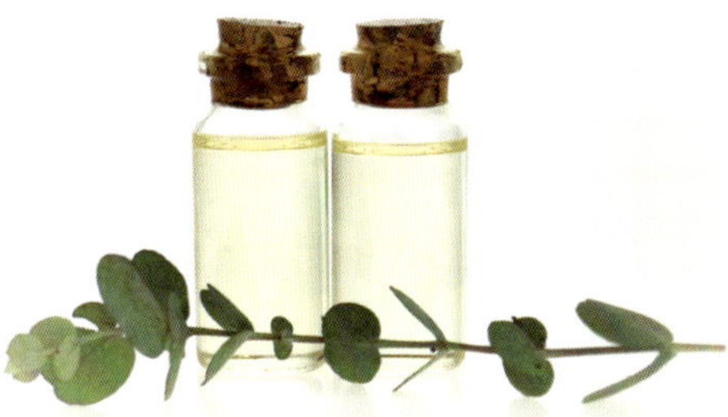

Kunzea

(Kunzea ambigua)

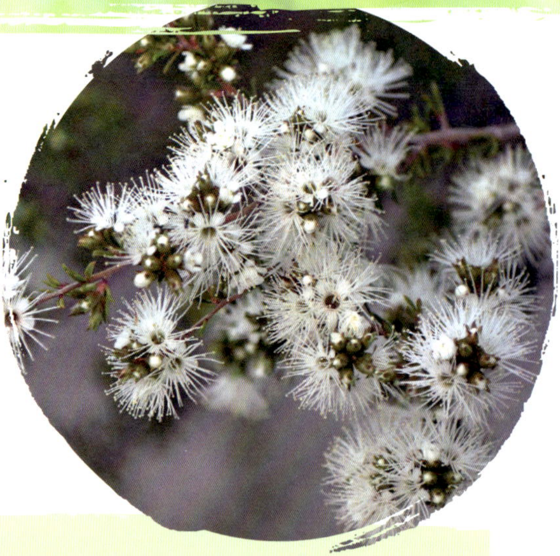

- **Botanische Familie:** *Myrtaceae* (Myrtengewächse)
- **Extraktionsverfahren:** Dampfdestillation der Zweige und Blätter

Pflanzensteckbrief:
Innerhalb der Familie der Myrtengewächse gibt es 62 verschiedene Arten der Kunzea, die als kleine Bäume oder Sträucher wachsen. Die *Kunzea ambigua* gehört zu den Sträuchern und gedeiht in den trockenen und sonnigen Regionen Australiens und Tasmaniens. Ihre länglichen ovalen Blätter erinnern an Rosmarin. Die Blüten des Strauches, die viele Insekten anziehen, gleichen kleinen Wolken. Deshalb trägt die Kunzea auch den Spitznamen »Weiße Wolke«.

Das Wirkspektrum des ätherischen Kunzeaöls ähnelt dem der ätherischen Öle von Teebaum, Cajeput und Niaouli, allerdings bringt es ein viel milderes und blumigeres Aroma mit sich. Vor allem für diejenigen, die den Duft von Teebaumöl als zu streng empfinden, kann Kunzea eine gute Alternative sein.

Praxistipps

Körperliche Anwendung

- Im Sommer lässt sich Kunzea gut für die **Hautpflege** nach einem Sonnenbad verwenden.
- Nach dem Sport hilft das ätherische Öl, **müde Muskeln zu regenerieren.**

Aromaanwendung

- Bei emotionalen Verstimmungen wirkt Kunzea **auf der Herzebene ausbalancierend.**

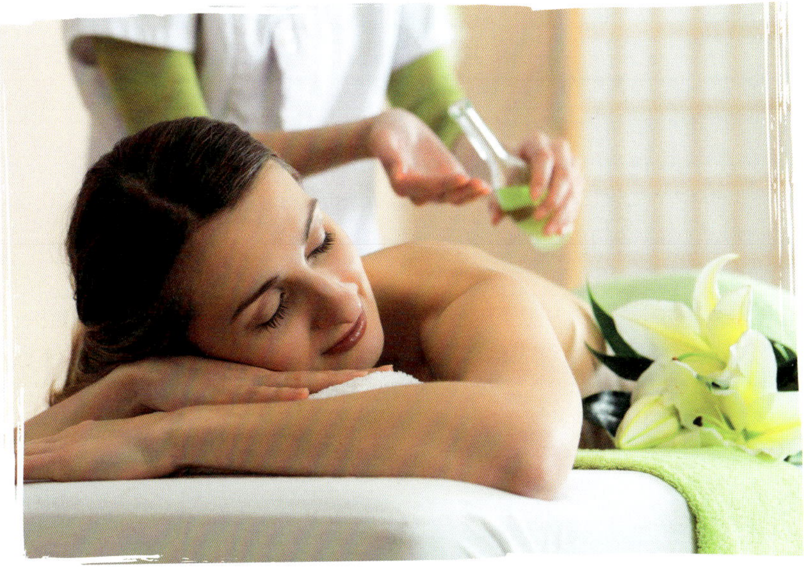

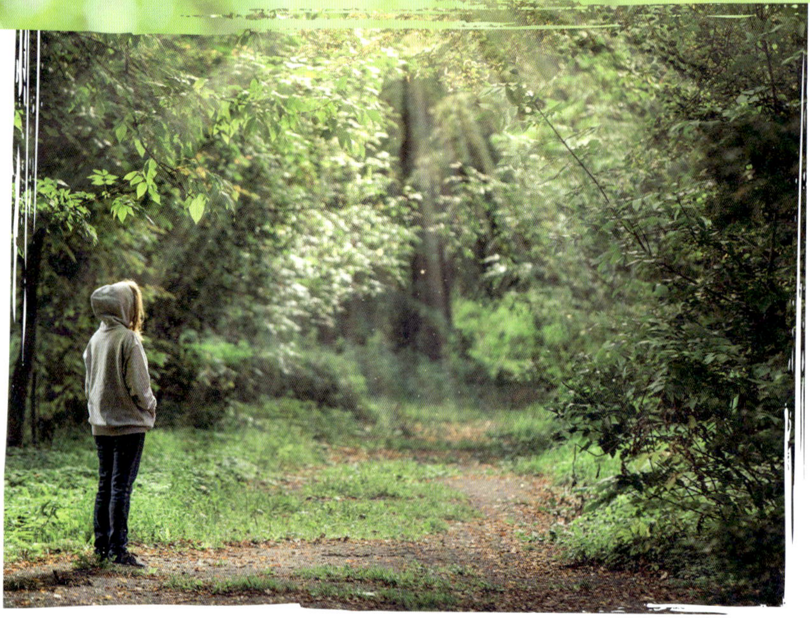

DAS **IMMUNSYSTEM** STÄRKEN

Den Wald als Energietankstelle haben viele Menschen 2020 für sich entdeckt, als aufgrund der Coronamaßnahmen ein Spaziergang so ziemlich die einzige mögliche Freizeitbeschäftigung außerhalb der eigenen vier Wände war. Teilweise mussten Naherholungsgebiete sogar gesperrt werden, weil sie plötzlich völlig überlaufen waren. Manchmal bemerken wir erst, wie wichtig etwas für uns ist, wenn es uns verwehrt bleibt.

Der Aufenthalt im Wald fördert auf vielfältige Weise unser Immunsystem:

- Wir kommen in Bewegung. Dadurch werden unser Blutkreislauf und unsere Verdauung angeregt.
- Das Laufen auf dem lockeren Waldboden ist gut für die Gelenke und fordert unsere geistige Wachheit, da jeder Schritt, anders als auf glattem Asphalt, koordiniert werden muss.

- Die frische Waldluft, die mit ätherischen Ölen angereichert ist, flutet durch unsere Lungen und stärkt somit unsere Blutgefäße, Bronchien und Lungenkapazität.
- Studien haben gezeigt, dass neben Blutdruck und Puls auch der Cortisolgehalt im Speichel sinkt.[21]
- Das Grün des Waldes entspannt unsere Augen und entlastet das Nervensystem.
- Die Bäume schirmen den Alltagslärm ab, und wir können den Geräuschen der Natur lauschen. Dadurch kommen wir zur Ruhe und schütteln Stress ab.
- Ein Spaziergang im Wald regt den gesunden Appetit an. Damit Sie nicht auf Fast Food ausweichen müssen, sollten Sie bereits zu Hause Wasser, Obst, Gemüsesticks oder ein paar Nüssen als Kraftspender in Ihren Rucksack packen.
- Unseren Schlaf kann der Aufenthalt in der Natur begünstigen und uns das Einschlafen erleichtern.
- Wir erholen uns von künstlich erzeugten elektromagnetischen Feldern, die von Laubbäumen abgeschirmt werden.
- Es zieht uns im Urlaub ans Meer, in die Berge und in den Wald. Das liegt auch daran, dass die Luft an diesen Orten mit Negativionen angereichert ist. Diese haben eine entspannende Wirkung auf uns und lassen uns unsere Batterien wieder aufladen. Computer, Drucker und andere technische Geräte ionisieren die Luft positiv, was uns Energie kostet. Kein Wunder, dass wir uns abends oft müde vom Arbeitsplatz nach Hause schleppen. Ätherische Baumöle, die in einem Diffusor ganz fein vernebelt werden, ändern das Raumklima und zaubern das Wohlfühlambiente des Walds ins Büro oder die eigenen vier Wände.

21 https://pubmed.ncbi.nlm.nih.gov/19568835/.

Gibt es in Ihrer Nähe keinen Wald oder haben Sie keine Zeit, ihn aufzusuchen, können Sie die Heilkraft des jeweiligen Baumes über die ätherischen Öle aktivieren, z. B., um

- sich zu stabilisieren und Ihr Selbstbewusstsein zu fördern,
- die Raumluft zu reinigen und mit einem angenehmen Duft zu versetzen,
- die Entspannung und Erholung zu unterstützen,
- das Hormonsystem auszubalancieren,
- das Atemvolumen zu erhöhen und tiefer durchatmen zu können,
- sich energetisch auszurichten,
- sich feinstofflich zu reinigen,
- Ängste und Traumata loszulassen, die Sie kleinhalten und in Passivität verharren lassen.

Es gibt auch Lebenssituationen, in denen ein Waldspaziergang nicht möglich ist, z. B. Unfälle, Krankheit oder Behinderung. Beim Betroffenen die ätherischen Öle einzusetzen und ihm das Waldfeeling auf diesem Wege zu ermöglichen, ist eine große Unterstützung.

Die ätherischen Öle mancher Baumarten wirken mehr auf der körperlichen, die anderer mehr auf der emotionalen oder mentalen Ebene. Je nachdem, an welcher Stelle Sie gerade Begleitung oder Unterstützung benötigen, können Sie Ihre ganz individuelle Wahl treffen.

Wählen Sie für die folgenden Übungen aus den vorhergehenden Kapiteln zu den Baumarten (ab S. 49) den Baum aus, der Sie im Moment am besten unterstützen kann. Wenn Sie sich unsicher sind, befragen Sie Ihr Unterbewusstsein, indem Sie die Namen aller Bäume auf kleine Zettel schreiben, diese zusammenfalten und in ein Gefäß geben. Während Sie einen Zettel ziehen, fragen Sie sich in Gedanken, welcher Baum Sie in der aktuellen Situation am besten unterstützen kann.

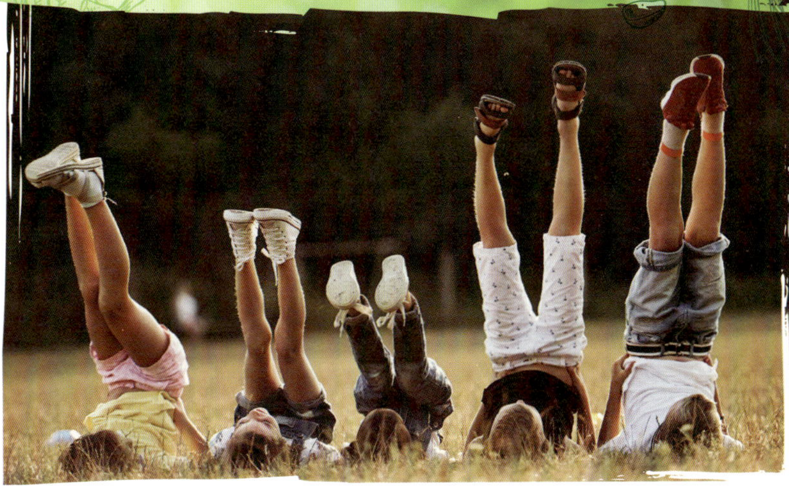

Erdung

Je gestresster wir sind, desto anfälliger sind wir auch für Infektionen mit Bakterien und Viren. Gerade in herausfordernden Zeiten und bei hohen nervlichen Belastungen sind die folgenden Anwendungen eine wichtige Selbstfürsorge, durch die Sie wieder mit beiden Beinen fest im Leben stehen. Die ätherischen Öle der Nadelbäume geben Ihnen Erdung und Anbindung. Besonders stark wirkt die Schwarzfichte.

ÜBUNG »WURZELN WACHSEN LASSEN«

Setzen Sie sich auf einen Stuhl. Geben Sie 2 Tropfen Ihres bevorzugten ätherischen Nadelbaumöls auf Ihre Hände, und reiben Sie Ihre Fußsohlen damit ein. Stellen Sie dann Ihre Füße parallel zueinander auf den Boden, und nehmen Sie die Beschaffenheit des Untergrunds an Ihren Fußsohlen wahr. Wie fühlt er sich an?
Stellen Sie sich nun vor, dass aus Ihren Füßen Wurzeln tief in die Erde hineinwachsen bis zu ihrem Mittelpunkt, und starten Sie mit diesem Bewusstsein gut geerdet in Ihren Tag.

Erweiterung
Wenn Sie mehr Zeit haben, können Sie folgende Erweiterung durchführen:

Stellen Sie sich hin, und nehmen Sie wahr, wie Sie in diesem Moment stehen. Haben Sie einen schulterbreiten Stand eingenommen? Oder ist Ihr Stand zu weit oder zu schmal? Korrigieren Sie ihn so, dass Sie das Gefühl haben, Sie stehen »baumfest«.

Wie fühlen sich Ihre Knie und Hüfte an? Sind sie flexibel oder steif? Gehen Sie jeden Wirbel von unten nach oben durch, und justieren Sie ggf. nach, um eine aufrechte Haltung einzunehmen. Der Kopf zieht die Wirbelsäule ein wenig nach oben, die Brust ist leicht nach vorn geneigt. Der Nabel bewegt sich mit jedem Ausatmen Richtung Wirbelsäule.

Gehen Sie in dieser Haltung gedanklich alle bevorstehenden Aufgaben durch. So beginnen Sie gut geerdet und ausgerichtet den Tag. Durch Ihr souveränes Auftreten begegnen Ihnen auch Ihre Mitmenschen respektvoll.

Hara, Herz, Hirn
Eine interessante Zusatzübung hierzu habe ich von einem Kampfsportmeister gelernt. Zunächst stellen Sie Ihren Status quo fest, indem Sie sich entsprechend Ihrer gegenwärtigen Gemütslage hinstellen. Ein Übungspartner schubst Sie. Daran, ob Sie aus dem Gleichgewicht kommen oder stabil bleiben, können Sie feststellen, wie geerdet Sie gerade sind.

Denken oder sagen Sie nun die Worte »Hara, Herz, Hirn«, und wiederholen Sie die Übung. Sie werden feststellen, dass Sie den Stoß jetzt problemlos abfedern können.

DIE DANTIAN

Hara, Herz und Hirn stellen die 3 Hauptenergiezentren (Dantian) im System der fernöstlichen Philosophie, Medizin, Kampfkünste und Entspannungstechniken dar.

- **Das Hara oder untere Dantian** sitzt 2 Fingerbreit unter dem Nabel und schließt auch die Nieren mit ein. Hier wird unsere Lebenskraft verwaltet. Die körperliche und psychische Stabilität wird diesem Bereich zugeordnet.
- **Das mittlere oder Herz-Dantian** liegt auf Herzhöhe und beeinflusst, wie liebevoll wir uns selbst und anderen begegnen. Dieser Bereich hat auch mit Stressmanagement, Erholung und Entspannung zu tun.
- **Das obere oder Hirn-Dantian** befindet sich in der Mitte der Stirn auf Höhe der Augenbrauen, was auf körperlicher Ebene dem Sitz der Zirbeldrüse entspricht. Fokus und Vorstellungskraft hängen von diesem Bereich ab.

Diese drei Energiezentren sind eingebunden in die energetische Hauptversorgung der zwei Hauptmeridiane: des Gouverneursgefäßes, das sich mittig von der Oberlippe über Nase, Schädel und die Körperrückseite über die Wirbelsäule zieht, und des Konzeptionsgefäßes, das auf der Vorderseite vom Damm bis zur Unterlippe verläuft.

Wenn Sie ein wenig geübt sind in dieser Körperwahrnehmung, reicht es, beim kurzen Körperhaltungsscan gedanklich »Hara, Herz, Hirn« zu sprechen, um unmittelbar aufgerichtet und ausgerichtet zu sein.

Verreiben Sie zusätzlich 1 Tropfen ätherisches Baumöl in Ihren Händen, formen Sie mit diesen ein Körbchen vor Ihrer Nase, und atmen Sie den Duft ein. Sagen Sie beim Atmen »Hara, Herz, Hirn«, um die Energiezentren zu aktivieren. Durch diese Ausrichtung sind Sie sich Ihrer Einstellungen und Ausstrahlung bewusst, wollen weder jemand anderen verletzen noch sich selbst Verletzungen aussetzen, sind klar im Geist und physisch stabil. Sie sind souverän.

Wenn es Sie manchmal erschöpft, im Alltag mit anderen Menschen zu interagieren, und es ihnen schwerfällt, auch einmal auszuhalten, dass Sie mit Ihrer Meinung allein dastehen, hilft Ihnen diese Vorbereitung, Gelassenheit und Selbstbewusstsein zu bewahren.

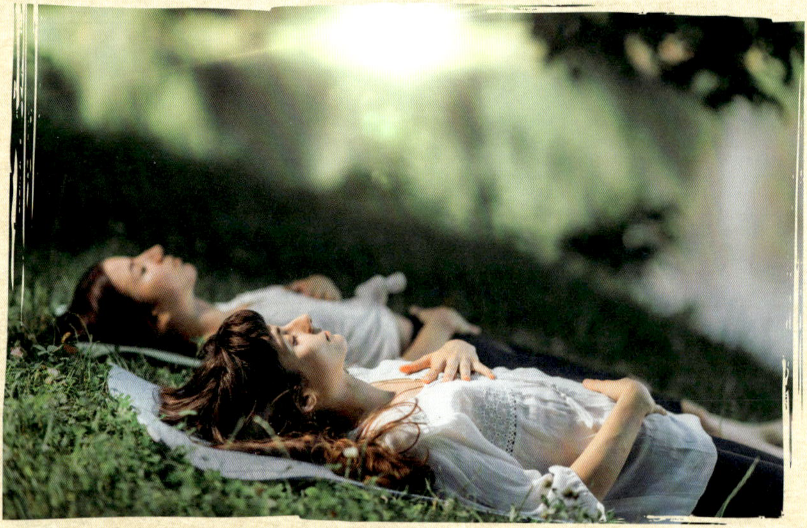

FUSSPFLEGE

Wenn Sie Ihren »Wurzeln« noch mehr Aufmerksamkeit schenken möchten, dann lassen Sie Ihren Tag mit einer kleinen Fußmassage ausklingen. Sie können sie an sich selbst oder auch mit Ihrem Partner durchführen.

Wenn Sie mehr Zeit haben, beginnen Sie mit einem wohltuenden Fußbad.

Fußbad

Geben Sie 1 EL Salz und 1 Tropfen ätherisches Baumöl Ihrer Wahl in für Sie angenehm temperiertes Wasser. Genießen Sie die Wärme an den Füßen und den Duft, der aus dem Wasser emporsteigt. Ein mit Salz angereichertes Fußbad bewirkt eine sanfte Entgiftung. Unsere Füße werden nicht umsonst auch »zweite Nieren« genannt.

Fußmassage

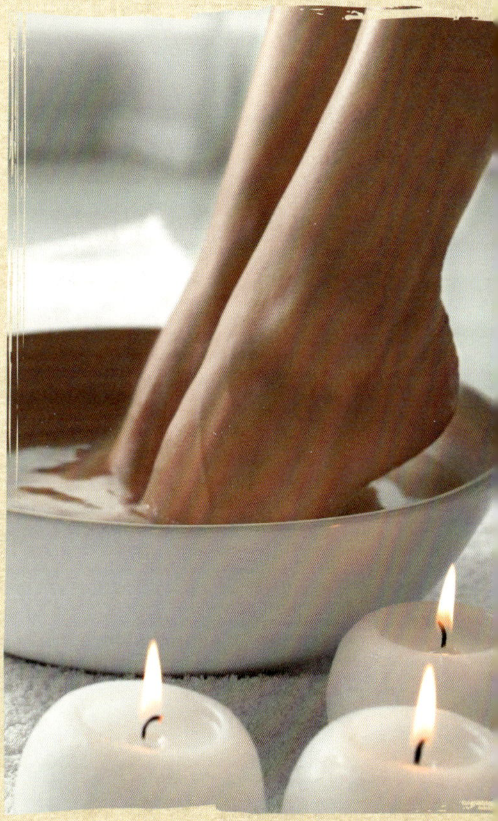

Erwärmen Sie ca. 20 ml Trägeröl (z. B. Oliven-, Kokos-, Sesam- oder Mandelöl) im Wasserbad, und vermischen Sie es mit 4–6 Tropfen ätherischem Baumöl Ihrer Wahl.

Verteilen Sie die Mischung zunächst auf einer Ihrer Fußsohlen.

Wandern Sie mit einer kreisenden Bewegung Ihres Daumens über Ihren großen Zeh. Er steht über die Reflexzone mit dem Kopf und dem Gehirn in Verbindung (siehe Grafik auf S. 37). Das sanfte Kreisen beruhigt daher einen von Gedanken überladenen Kopf und hilft uns, leichter in den Schlaf zu gleiten.

Wiederholen Sie dieses Prozedere dann nach und nach an den weiteren Zehen. Sie können Ihre Zehen auch zwischen Ihren Fingern nach links und rechts drehen. Dies ist in der

Partneranwendung besonders entspannend. Streichen Sie alle Zehen auch nach oben hin aus, dadurch können Sie energetischen Ballast abwerfen.

Massieren Sie dann Ihre gesamte Fußsohle mit sanften kreisenden Bewegungen Ihres Daumens. Im Ballenbereich können Sie auch mit beiden Daumen rhythmisch klopfen.

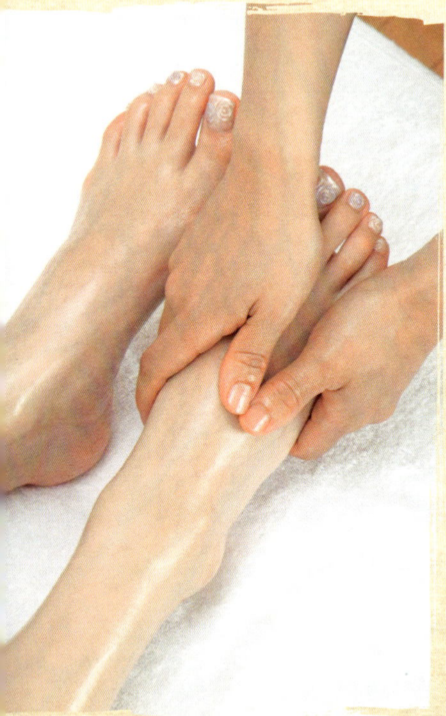

Im Fußgewölbe sitzt die Verbindung zu unserem Verdauungssystem. Hier sollten Sie darauf achten, dass Sie im Uhrzeigersinn massieren. Am rechten Fuß sitzt der aufsteigende Dickdarm, der waagerecht Richtung Fußinnenseite verläuft. Diese Linie wird auf der linken Sohle mit dem absteigenden Dickdarm fortgeführt. Durch abwärts streichende Bewegungen mit den Fingerknöcheln kann der Dünndarm entspannt werden

Die Ferse kann kräftig massiert werden, indem Sie mit Ihrem Zeigefinger fest über den hinteren Teil der Fußsohle streichen, während der Daumen die Ferse festhält.

Wiederholen Sie diesen Ablauf an Ihrem anderen Fuß, und ziehen Sie sich im Anschluss warme Socken an, um die Wärme zu speichern und mit den eingeölten Füßen nicht so leicht auszurutschen. Wer es ganz bequem möchte, führt die Anwendung gleich im Bett durch und braucht sich dann nur noch in die Kissen fallen zu lassen.

ÜBUNG »AUFRICHTUNG DER WIRBELSÄULE« (PARTNERÜBUNG)

Plagen uns Sorgen, passiert es schnell, dass wir körperlich einknicken und den Kopf hängen lassen. Das wirkt sich auf unseren Bewegungsapparat aus. Auch bei sitzenden Tätigkeiten tendieren wir dazu, dass wir aus Unachtsamkeit oder Bequemlichkeit in uns zusammensacken, statt mit aufrechter Wirbelsäule dazusitzen.

In beiden Fällen leidet das Wohlbefinden unseres Rückens, die Muskulatur verspannt sich, und es kommt zu Schmerzen.

Diese Übung entspannt mit der aufrichtenden Wirkung der Nadelbaumöle die Wirbelsäule und würdigt jeden einzelnen Wirbel.

Der Empfangende legt sich mit freiem Oberkörper auf den Bauch. Seine Beine können mit einer Decke warmgehalten werden. Der Gebende lässt 5–7 Tropfen ätherisches Baumöl aus ca. 20 cm Höhe auf dessen Wirbelsäule tropfen. Fächern Sie, wie auf Seite 56 beschrieben, das ätherische Öl ein.

Finden Sie nun mit dem Zeigefinger den Bereich zwischen den Wirbelkörpern, und vibrieren Sie ganz sanft mit dem Finger. Wichtig ist dabei, keinen Druck auszuüben. Arbeiten Sie sich vom Lendenwirbelsäulenbereich Wirbel für Wirbel bis zum 2. Halswirbel nach oben vor. Wenn Sie genug Zeit mitbringen, können Sie 3 Durchgänge machen.

Um den Rückenstrecker zu entspannen, können Sie die Muskulatur, die auf beiden Seiten entlang der Wirbelsäule verläuft, mit kreisenden Bewegungen ein wenig von der Körpermitte weg nach außen ziehen.

Wiederholen Sie dieses Vorgehen auf jeder Seite 3-mal.

Streichen Sie zum Abschluss den Rücken von unten nach oben über die Arme hinweg aus.

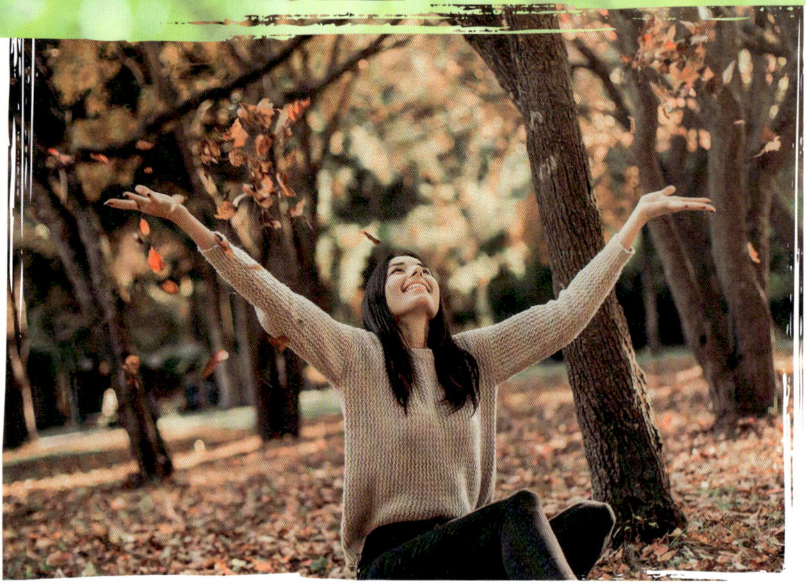

Ausrichtung nach oben

Das Gefühl von Sinnhaftigkeit hilft, sich von der Hektik des Alltags nicht aus der eigenen Mitte bringen zu lassen. Daher ist eine Ausrichtung auf höhere Dimensionen ein weiterer wichtiger Bestandteil der Selbstfürsorge. Dadurch sind Sie entspannter, selbstsicherer und treffen intuitiv die richtigen Entscheidungen für sich. Eine Anbindung an höhere Ebenen bewirken vor allem ätherische Öle wie Weihrauch, Zedernholz und Sandelholz bzw. eine Mischung aus ihnen.

ÜBUNG »DIE ANTENNEN AUSRICHTEN« (PARTNERÜBUNG)

Der Empfangende sitzt auf einem Stuhl, die Füße liegen parallel zueinander auf dem Boden auf, die Wirbelsäule ist aufgerichtet. Stellen Sie sich hinter ihn, und benetzen Sie Ihre Fingerkuppen mit 1–2 Tropfen des vom Empfänger ausgewählten ätherischen Öls.

Nehmen Sie den Kopf des Empfangenden seitlich in Ihre Hände, und lassen Sie für einen Moment die Energie der ätherischen Öle einströmen.

Streichen Sie nun mit Ihren Fingern durch seine Haare, und kämmen Sie dabei alles Belastende heraus. Unsere Haare sind elektrisch geladen, und wenn wir mental überladen sind, kann man das an ihnen spüren. Stellen Sie sich vor, dass Sie das, was Sie herausgekämmt haben, in eine violette Flamme am Boden werfen, und schütteln Sie die Hände dabei kräftig aus.

Bewegen Sie Ihre Hände nun mit sanften kreisenden Bewegungen vom vorderen Haaransatz ausgehend über den gesamten Kopf bis zum Schädelansatz. Dabei können Sie sich vorstellen, Sie würden die Haare des Empfangenden shampoonieren.

Streichen Sie als Nächstes die Ohren sanft zwischen Daumen und Zeigefinger aus und die Stirn von der Mitte aus zur Seite hin. Geben Sie auf Höhe des Dritten Auges 1 Tropfen Zedernholzöl auf die Stirn, und arbeiten Sie ihn mit einer im Uhrzeigersinn kreisenden Bewegung ein.

Nehmen Sie schließlich eine Haarsträhne von der Mitte des Hauptes, und ziehen Sie an dieser den Kopf sanft nach oben. Dadurch richten Sie die Haltung des Empfangenden auf und stellen seinen Kontakt nach »oben« wieder her.

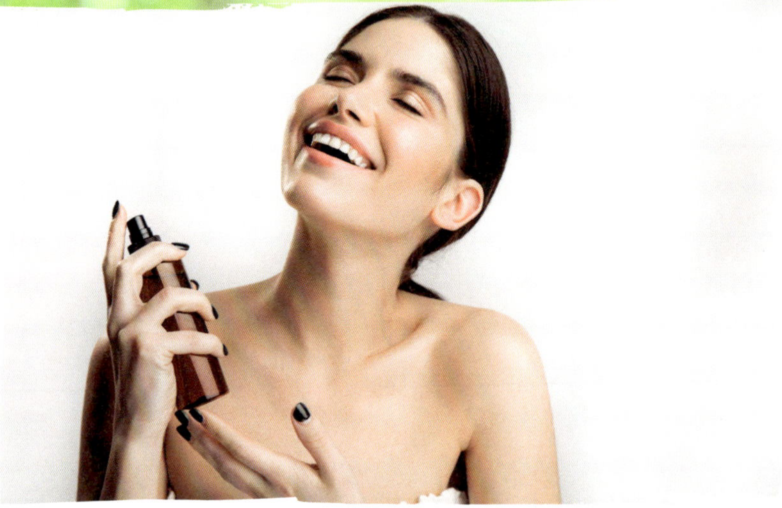

Kleine Energiebooster

Wir sind nicht nur ein physischer Körper, sondern besitzen auch ein elektromagnetisches Energiefeld, das uns umgibt. Im Laufe eines Tages können wir darüber fremde Energien aufnehmen und auch eigene Energie verlieren. Wenn Sie viel unter Menschen sind oder Ihr Energielevel plötzlich absinkt, können Sie Ihren feinstofflichen Körper mit einer Energiedusche klären und stärken. Für unterwegs können Sie ein Auraspray immer in der Handtasche dabei haben, am Arbeitsplatz griffbereit in einer Schublade aufbewahren. Wenn Sie nicht die Möglichkeit haben, in die Natur hinauszugehen, um negative Energien abzulassen, stellt das eine gute Alternative dar.

Zum Anheben des Energielevels eignen sich besonders folgende ätherische Öle:

- Palo Santo, Copaiba: energetische Reinigung
- Schwarzfichte: Erdung
- Blaufichte, Zedernholz: Ausrichtung
- Balsamtanne, Kiefer, Zirbe: allgemeine Kräftigung

AURASPRAY

Geben Sie 50 ml gereinigtes Wasser, 7–10 Tropfen eines Baumöls oder einer individuellen Mischung von Baumölen und eine kleine Prise Salz (dadurch schwimmt das ätherische Öl nicht auf dem Wasser) in eine Sprühflasche, am besten eine getönte Glasflasche mit Sprühaufsatz. Soll die Mischung für einen längeren Zeitraum haltbar sein, geben Sie zusätzlich 10 Tropfen Wodka dazu.

Wann immer Sie einer Reinigung oder Vitalisierung bedürfen, geben Sie 1–2 zwei Sprühstöße in Ihr Energiefeld. Sie können die Mischung auch über Ihren Kopf sprühen und den feinen Wassernebel auf sich herabrieseln lassen.

Suramin

Suramin ist ein spannender Bestandteil von Nadelbaumölen. Das Molekül hat zahlreiche positive Eigenschaften und wird unter anderem gegen die Schlafkrankheit und andere von Parasiten übertragene Krankheiten eingesetzt. Die Wissenschaft erprobt auch seine Anwendung bei HIV, verschiedenen Krebserkrankungen und Autismus. Dr. Judy Mikovits entdeckte, dass Suramin zudem einer übermäßigen Blutgerinnung entgegenwirken und daher prophylaktisch gegen Thrombosen eingesetzt werden könnte, wie sie unter anderem eine seltene Nebenwirkung von einigen Impfstoffen sind.

Suramin kommt in den immergrünen Nadeln von Kiefer, Fichte, Tanne und Zeder vor. Wenn Sie pflanzenkundig genug sind, können Sie im Wald Nadeln ernten und daraus einen Tee zubereiten. Alternativ gibt es getrocknete Nadeln und natürlich die ätherischen Öle zu kaufen.

Nadeltee

Die immergrünen Nadeln stecken voller Vitamine und Mineralien, wirken antioxidativ und kräftigend. Brühen Sie 1 EL Nadeln pro Tasse auf. Um die vielen guten Inhaltsstoffe nicht zu zerstören, sollten die Nadeln nicht gekocht, sondern nur mit heißem Wasser übergossen werden. Trinken Sie bis zu 3 Tassen Nadeltee täglich.

Achtung: Schwangere sollten keinen Nadeltee trinken.

Evergreen-Körperöl

Mischen Sie 100 ml neutrales Trägeröl mit je 20 Tropfen ätherischem Kiefernöl, Zedernöl, Balsamtannenöl und Blaufichtenöl. Sie können morgens und abends Ihren Körper damit pflegen. Dies wirkt balancierend und vielseitig wohltuend. Falls Ihnen diese Mischung zu stark ist, können Sie die Menge an ätherischem Öl natürlich reduzieren. Für unterwegs können Sie einen Roll-on damit befüllen.

Baumfrequenzen

Alles schwingt und hat eine Frequenz. So schwingt der gesunde Mensch zwischen 62 und 69 Hertz. Unausgeglichene Emotionen, Umweltbelastungen, Strahlung, andauernde Ängste und Sorgen oder schädliche Mikroben schwingen im niederfrequenten Bereich und schwächen dadurch unseren Körper. Ätherische Öle hingegen erhöhen die Frequenz des Körpers und können daher negative Einflüsse ausgleichen, denn sie haben eine Frequenz, die sich im Megahertz-Bereich befindet.

Beispiele für ätherische Baumöle und ihre Frequenz:

- Sandelholz: 96 MHz
- Boswellia carteri: 147 MHz
- Boswellia sacra: 191 MHz
- Blaufichte aus Idaho: 428 MHz

Unsere Selbstregulationskräfte können durch ätherische Öle enorm angeregt werden, weil man davon ausgeht, dass sich Krankheitserreger erst ab einem Energieniveau unter 55 Hz beim Menschen festsetzen können. Wenn die Anwendung mit positiven Gedanken unterstützt wird, erhöht sich ihre Wirkung um weitere 10 Hz, wird ein Gebet dabei gesprochen, sogar um 15 Hz.[22]

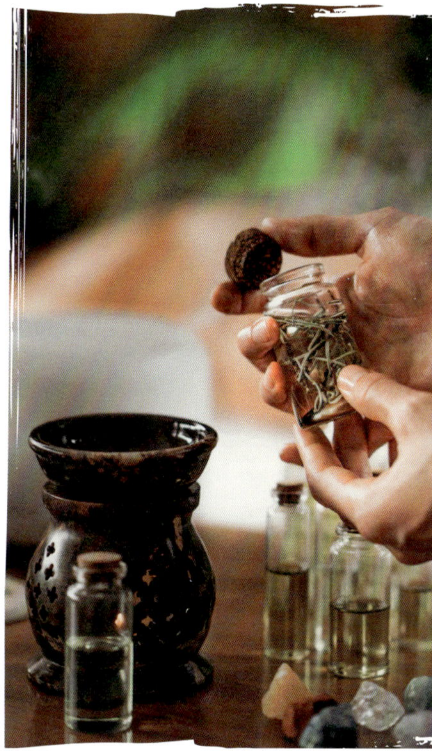

Baumbotschaften

Unsere Ahnen haben Bäume nicht nur als Wärmequelle oder Baumaterial verwendet, sondern sie auch als Ratgeber aufgesucht, sich unter sie gesetzt und sich in ihrem Kraftfeld ausgeruht, ihr Harz oder ihre Nadeln zum Räuchern verwendet und feinstofflich damit gearbeitet.

Wenn wir einen Baum betrachten, können wir seine Signatur lesen, sein Umfeld wahrnehmen und daraus eine Botschaft für uns erkennen. Muss er sich in einem kargen, unwirtlichen Gelände behaupten, ist daraus zu schließen, dass dieser Baum sehr kraftvoll und durch-

22 https://energicxusa.com/frequency-of-human-body/.

setzungsstark ist. Findet sich eine Gruppe der gleichen Baumart auf einem gemeinsamen Landstrich, wie es bei den Zypressen in der Toskana der Fall ist, kann die Botschaft lauten, das soziale Miteinander zu pflegen und sich gegenseitig zu ergänzen.

Wer einen spielerischen Zugang zu der energetischen Qualität der Bäume sucht, kann mittels spezieller Kartendecks sein Unterbewusstsein befragen, welcher Baum ihn gerade unterstützen möchte, und entsprechend das ätherische Öl aussuchen. Ich empfehle das Kartenset »Die Botschaften der Bäume« von Dr. Antje Ohlhoff (Schirner Verlag) oder »Baumgefährten« von Isabel Arends (Aquamarin Verlag).

Beispiele für Botschaften aus dem Kartenset von Dr. Antje Ohlhoff:

- **Zirbe:** »Ich schöpfe mein Potenzial aus und gehe bis an die Grenzen meiner Möglichkeiten.« – Die Zirbe deutet darauf hin, Meisterschaft in einem Bereich zu erreichen und seine Fähigkeiten mit anderen zu teilen. Sie wächst im Hochgebirge unter extremen Bedingungen. Auch wir Menschen erleben manchmal extreme Herausforderungen, die uns schleifen und formen.
- **Fichte:** »Aufrecht und aufrichtig gehe ich durch mein Leben und bleibe integer.« – Unter den Bäumen sind die Fichten Pioniere und gehören zu den Bäumen, die sich immer wieder durchsetzen. Die Fichte fordert uns auf, mutig Neues zu wagen.
- **Kiefer:** »Ich gehe voran in neue Bereiche und trage mein Licht in die Welt.« – Die Kiefer ist ein robuster Baum, der uns gut bei großen Veränderungen begleiten kann.

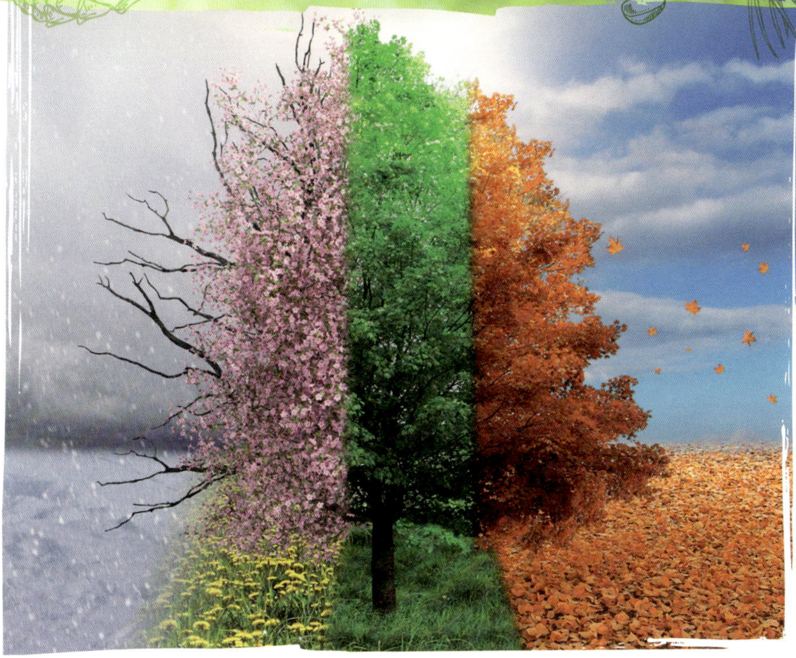

MIT DEN **BAUMÖLEN** DURCH DIE **JAHRESZEITEN**

Sie haben nun eine Vielzahl von Bäumen und ihren ätherischen Ölen kennengelernt. Im Anschluss möchte ich Ihnen Inspirationen an die Hand geben, wie die Energien der Bäume Sie durch das Jahr begleiten können.

Manche der Rezepturen werden durch weitere Pflanzen ergänzt, die nicht in diesem Buch aufgeführt sind. Auch in der Natur steht ein Baum nicht allein, sondern ist oftmals von Kräutern oder Blumen umgeben. Genauso lassen sich die Essenzen der Bäume gut mit den ätherischen Ölen von Kräutern, Blüten, Zitrusfruchtschalen oder anderen Pflanzenbestandteilen ergänzen.

Frühling

Entschlackungskur mit der Zypresse

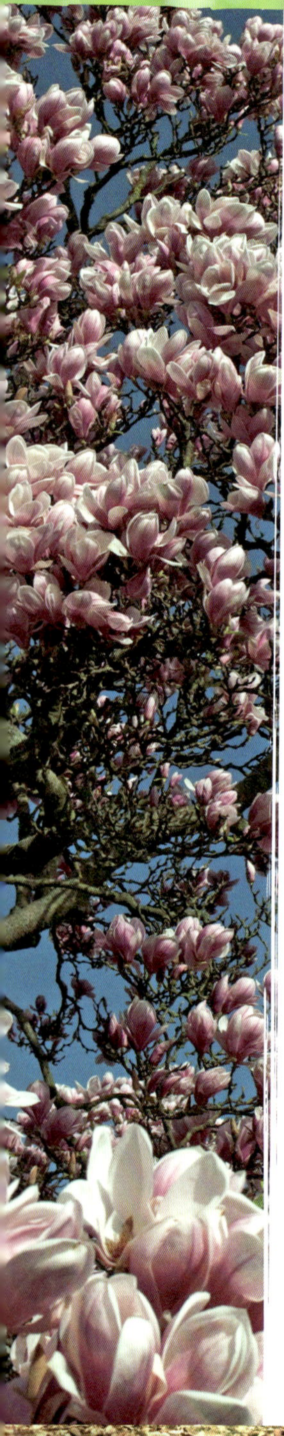

Viele Menschen haben im Frühling das Bedürfnis, ihren Körper zu entlasten und zu klären. Ein erfrischendes Körperöl auf Basis der Zypresse kann dabei helfen und die Reinigung von Lymphe und Blut anregen.

Vermengen Sie 20 Tropfen Mittelmeer-Zypresse, 10 Tropfen Wacholder, 10 Tropfen Zitrone und 5 Tropfen Pfefferminze mit 100 ml neutralem Trägeröl. Tragen Sie das Körperöl morgens und abends auf den Körper auf. Sie können den reinigenden Effekt noch mit einer Bürstenmassage verstärken.

Frischekick für das Gesicht

Nach der winterlichen Heizperiode ist unsere Haut oft trocken und sehnt sich nach Feuchtigkeit. Um ihr diese zuzuführen, kann sie mit pflegendem Lavendel- oder Rosenhydrolat besprüht werden. Ein Hydrolat ist ein Nebenprodukt der Dampfdestillation, das die Inhaltsstoffe des ätherischen Öls in abgeschwächter Form enthält. Die Anwendung können Sie mit Weihrauch noch verstärken.

Geben Sie 1 Spritzer Hydrolat auf Ihre Handfläche, und fügen Sie 1 Tropfen Weihrauch hinzu. Klopfen Sie das Gemisch auf der Stirn, unterhalb der Augen, an Ihren Wangen und an Ihrem Kinn mit Ihren Fingerkuppen ein. Für Hals und Dekolleté können Sie einen weiteren Spritzer Hydrolat mit ätherischem Öl auftragen.

Verwöhnen Sie im Anschluss Ihre Haut mit pflegendem Arganöl. Auch dieses können Sie mit 1 Tropfen ätherischem Öl Ihrer Wahl verfeinern. Je nach Hautbild und gewünschter Wirkung eignen sich dafür folgende Öle:

- **Weihrauch** für einen natürlichen Anti-Aging-Effekt, Ruhe und Klarheit
- **Kunzea** bei Hautunreinheiten oder als After-Sun-Pflege
- **Zedernholz** oder **Sandelholz** zur Unterstützung der Zirbeldrüse

Wenden Sie diese Pflege regelmäßig an, haben Sie gute Chancen, Ihr Hautbild dauerhaft zu verjüngen.

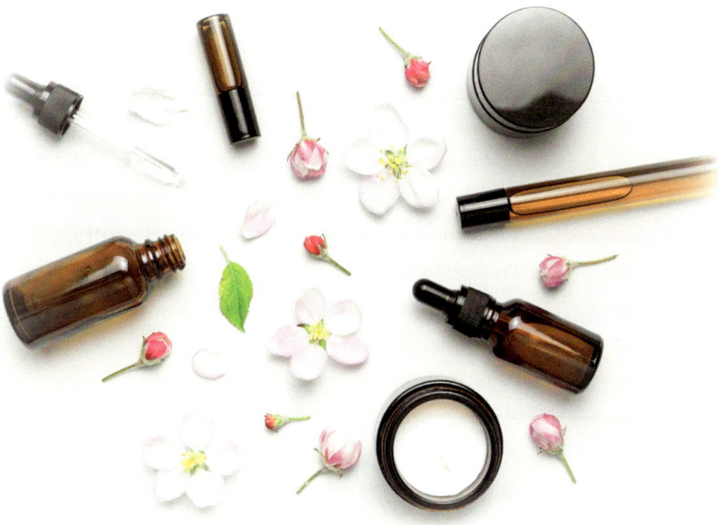

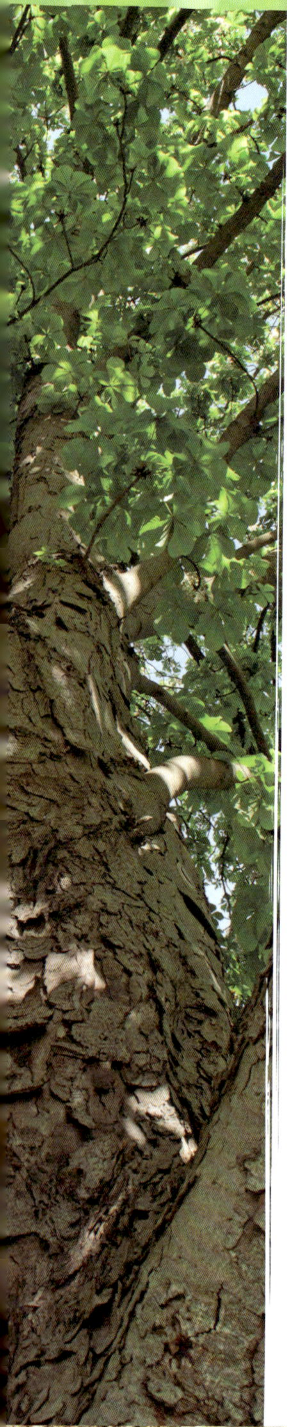

Sommer

Outdoor-Roll-on gegen Mücken

Im Sommer können uns die kleinen Plagegeister schon einmal den ein oder anderen Abend vermiesen. Mit diesem Roll-on sind Sie für den nächsten Grillabend oder den Besuch am See gewappnet.

Geben Sie 7 Tropfen Kunzea und je 5 Tropfen Teebaumöl, Hong Kuai, Zitronen-Eukalyptus und Citronella mit 5 ml neutralem Trägeröl in einen Roll-on-Behälter. So haben Sie das Öl immer griffbereit und können den Schutz jederzeit auffrischen.

Ein weiteres Rezept für einen »Insektenschreck« finden Sie auf Seite 131.

Hundespray gegen Ungeziefer

Um auch Ihren vierbeinigen Liebling vor Zecken und anderem Ungeziefer zu schützen, können Sie ihn mit diesem Spray behandeln. Vermengen Sie 30 ml Lavendelhydrolat mit 2 Tropfen Kunzea, 2 Tropfen Zedernholz, 1 Tropfen Teebaumöl und 1 Tropfen Pfefferminz-Eukalyptus in einer Sprühflasche.

Sie können das Spray entweder direkt auf das Fell Ihres Hundes aufsprühen oder es zunächst auf Ihre Hand geben und danach in sein Fell einmassieren. Achten Sie darauf, wie Ihr Hund reagiert. Genießt er die Anwendung, oder fühlt er sich von den ungewohnten Düften belästigt? Reduzieren Sie ggf. die Menge an ätherischem Öl.

Herbst

Schnupfenschutz-Diffusormischung

Im Herbst werden die Tage kürzer und kälter – die Schnupfenzeit beginnt. Mit dieser Mischung sind Sie Erkältungen einen Schritt voraus. Sie hält mögliche Krankheitserreger, die sich über die Luft verbreiten, im Zaum und lässt Sie durchatmen.

Füllen Sie je 2 Tropfen Niaouli und Pfefferminz-Eukalyptus in den Diffusor, und vernebeln Sie die Mischung in Ihren Wohnräumen.

Frische Luft im Auto

Gerade im Herbst kommt es gelegentlich vor, dass wir von Regenschauern überrascht werden und die Feuchtigkeit mit ins Auto nehmen, was zu unangenehmen Gerüchen führen kann. Um diese zu überdecken, können Sie ein ätherisches Öl Ihrer Wahl, z. B. Kunzea oder Balsamtanne, auf eine Holzwäscheklammer geben und diese in der Nähe der Lüftung anbringen. Als natürliche Alternative zu den Duftbäumen mit künstlichen Aromen können Sie das ätherische Öl auf einen Wattebausch oder eine Holzscheibe träufeln und mit einem Band an Ihrem Rückspiegel befestigen. Es gibt auch sogenannten Aromaschmuck zu kaufen, in den ein Filzplättchen für das Öl eingearbeitet ist. Er sieht wie eine Brosche aus und kann an die Lüftung gesteckt werden.

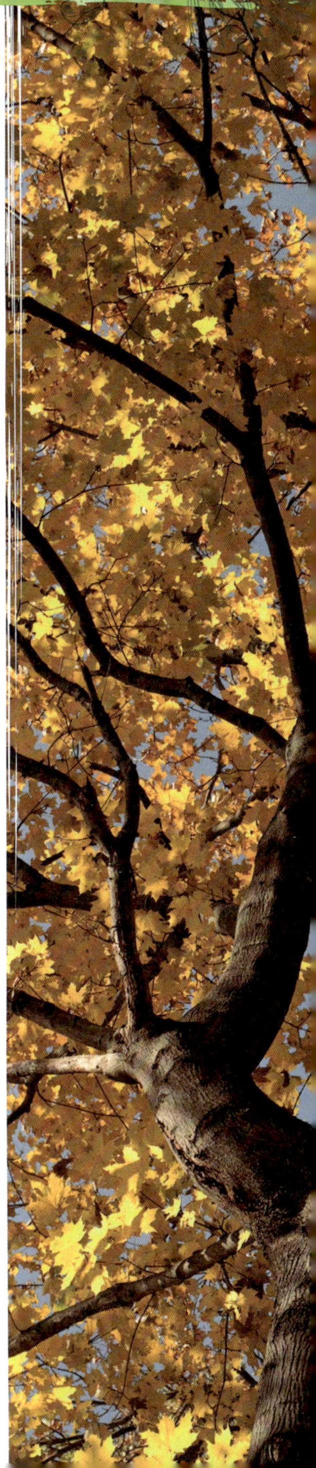

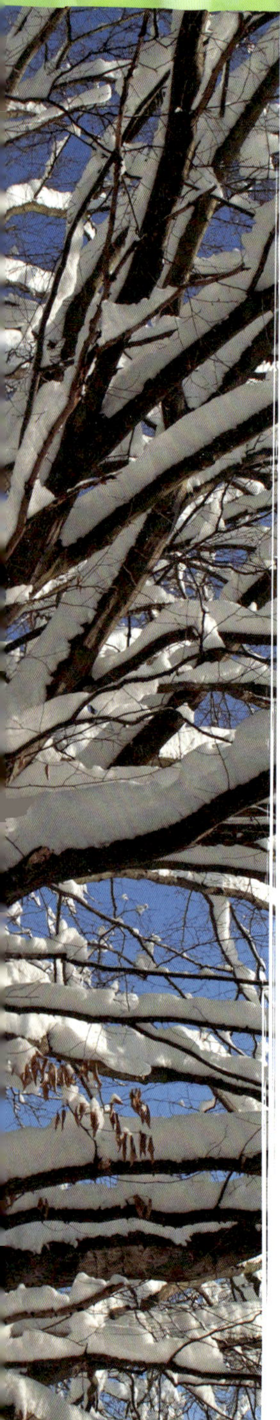

Winter

Winterzauber-Diffusormischung

Draußen bedeckt der erste Schnee die Straßen, drinnen knistert das Kaminfeuer. Jetzt zaubern ätherische Öle im Diffusor eine weihnachtliche Vorfreude herbei.

Für eine weihnachtliche Mischung geben Sie 4 Tropfen Balsamtanne, 2 Tropfen Orange und 1 Tropfen Zimt in Ihren Diffusor. Lehnen Sie sich zurück, und lassen Sie die besinnliche Duftkombination auf sich wirken.

Aroma-Tischdeko

Sammeln Sie Kiefernzapfen, reinigen Sie sie mit Bürste und Pinzette, und lassen Sie sie an der Luft oder bei 90–100 °C im Ofen trocknen. Sobald sich die Zapfen öffnen, sind sie bereit. Geben Sie 1 Tropfen Kiefernöl auf jeden Zapfen, und verwenden Sie ihn als weihnachtliche Tischdeko.

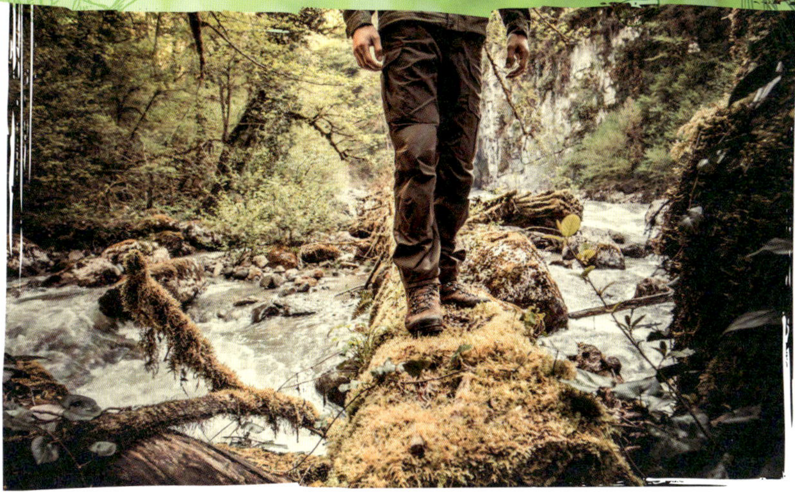

MIT DEN **BAUMÖLEN** DURCH DAS **LEBEN**

Manche Bäume wachsen unter extremen Bedingungen: bei enormer Hitze oder Kälte, Trockenheit oder in sumpfigem Gelände. Auch wir durchleben manchmal Extremsituationen. Durch die Anwendung ätherischer Baumöle können wir uns die Überlebenskraft der Bäume zu eigen machen.

Traumen überwinden: Zedernholz hilft, auf Zellebene die Erinnerung an traumatische Erlebnisse zu löschen. Wenn Sie das Aroma von Zedernholz als unangenehm empfinden, tragen Sie das Öl mit einem Trägeröl verdünnt auf Ihre Fußsohlen auf.

Blockaden lösen: Die Zypresse bringt uns in den Fluss des Lebens zurück und hilft uns dabei, uns mit Herausforderungen oder großen Umbrüchen im Leben zu arrangieren.

Sich einleben: Niaouli kann sich an unwirtliche Bodenbedingungen anpassen und überall gedeihen. Selbst bei Baumbruch kann er aus seiner Krone neue Wurzeln schlagen. Mit dieser Anpassungsfähigkeit kann Niaouli uns unterstützen, uns an neuen Orten besser einzuleben und dort heimisch zu werden. Auch wir können überall neue Verbindungen aufbauen und Änderungen als Chance für unsere Weiterentwicklung sehen.

Mut und Selbstvertrauen entwickeln: Die Schwarzfichte unterstützt uns dabei, uns gut geerdet und mit erhobenem Haupt Herausforderungen zu stellen.

An sich selbst glauben: Die Balsamtanne fördert das Gefühl von innerer Stärke, Weihrauch unterstützt uns dabei, Stress zu bewältigen und einen kühlen Kopf zu bewahren, Blaufichte verbindet Herz und Hirn miteinander und hilft uns somit, unsere Handlungen zu koordinieren.

Energetische Reinigung: Weihrauch, Elemi, Hinoki, Cajeput und Copaiba eignen sich gut dafür, sie einzeln zur Raumreinigung im Diffusor oder als Aura-Spray zu verwenden.

Erdung: Die Schwarzfichte mit seinen 14 Meter tiefen Wurzeln, Waldkiefer oder Zedernholz unterstützen uns, wenn wir den Boden unter den Füßen verlieren.

Die eigenen Visionen verfolgen: Sandelholz, Weihrauch und Zedernholz verhelfen uns zu guten Einfällen, wenn wir nicht mehr weiterwissen.

Spirituelle Inspiration: Weihrauch, Sandelholz, Hinoki und Hong Kuai schenken uns positive Eingebungen in Phasen spiritueller Blockaden.

Verstand und Emotion ausbalancieren: Die Blaufichte beruhigt unseren Geist, entspannt unseren Körper und hilft uns somit dabei, emotionale Blockaden zu lösen und zu innerer Harmonie zu gelangen.

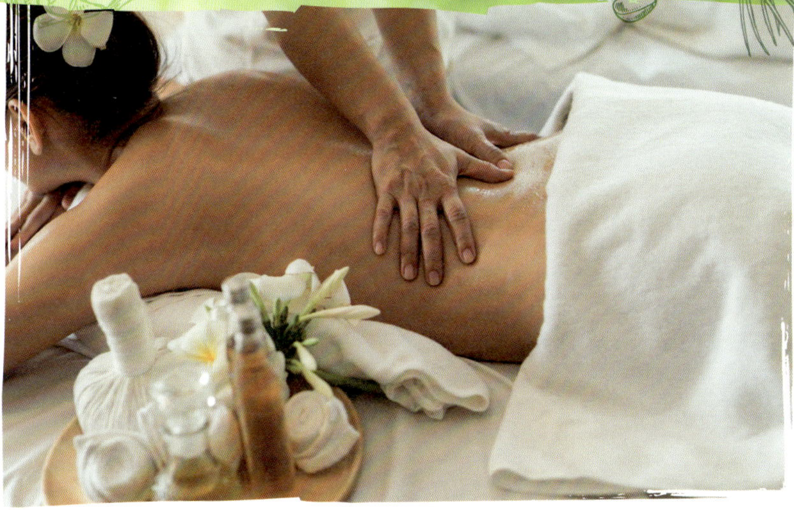

AROMA-LOVE

Dass ätherische Öle die Libido unterstützen, ist schon seit Tausenden von Jahren bekannt. In sämtlichen Kulturen wurden ätherische Öle in aphrodisierenden Massagen, Bädern, Körperölen und Parfüms verwendet, um die Sinnlichkeit zu steigern.

Der Geruchssinn ist bei der Partnerwahl sehr bedeutsam. Im Volksmund sagt man auch: »Den kann ich (nicht) riechen!« Der Geruch entscheidet also unterbewusst darüber, ob wir mit jemandem intim werden wollen oder nicht. Unser Körper sendet Pheromone aus, hormonelle Botenstoffe, die subtil wahrgenommen werden und Einfluss darauf haben, ob uns jemand sympathisch ist.

Gerüche können auch unsere Wahrnehmung verändern. So bewirkt der Duft der Kiefer an Männern, dass Frauen diese tendenziell größer, muskulöser und männlicher wahrnehmen. Der Duft von Gewürzen und Blüten an Frauen betört das männliche Gehirn insoweit, dass diese bis zu 6 kg leichter eingeschätzt werden. Die ätherischen Öle von Zedernholz und Kiefer wirken zudem wie Testosteron, das männliche Geschlechtshormon, von Zypresse wie Östrogen, das weibliche Geschlechtshormon.

Ein großer Sex-Killer ist der Stress, unter dem wir in unserem modernen Leben leiden. Um eine Atmosphäre zu zaubern, die die Romantik unterstützt, können Sie im Schlafzimmer einen Diffusor mit einem entspannenden Nadelbaumöl befüllen. Je nach Vorlieben sind Blaufichte, Zedernholz oder Kiefer gut geeignet.

Wie wäre es mit einem gemeinsamen Duftbad? Der Stress des Alltags fällt dabei von uns ab, und außerdem wird die Haut samtweich. Zusätzlich können Sie die Stimmung mit Kerzenschein und romantischer Musik verschönern.

Romantisches Bad

Verrühren Sie 100 ml Sahne mit 1 EL Honig, 2 Tropfen Blaufichte, 2 Tropfen Zedernholz, 2 Tropfen Kiefer und 1 Tropfen Lavendel, und geben Sie die Mischung in das warme Vollbad. Die Sahne sorgt für ein Kleopatra-Feeling beim Baden, die Wanne kann dadurch aber rutschig werden. Seien Sie deshalb achtsam beim Ein- und Aussteigen.

Massageöl für sie und ihn

Mischen Sie 100 ml neutrales Trägeröl mit 5–7 Tropfen Zedernholz und 5–7 Tropfen Rose. Die Ölemischung ist sowohl für eine Ganzkörper- als auch eine Teilanwendung geeignet und kann auch im Intimbereich eingesetzt werden. Wenn Sie das Trägeröl leicht anwärmen, wird die Massage noch angenehmer.

Die Mischung aus Zeder und Rose balanciert sowohl in Männern als auch in Frauen den »inneren Mann« und die »innere Frau« aus.

Special for him

Zedernholz, Schwarzfichte oder Kiefer können mit ihrer aufrichtenden Wirkung beim Vorspiel im Intimbereich des Mannes aufgetragen werden, um die Standfestigkeit zu unterstützen. Wird die Wirkung des Öls gerade an einem anderen Ort im Körper dringender benötigt, bleibt der gewünschte Effekt allerdings aus.

Falls Sie ein Kondom benutzen, sollten Sie entweder eines aus Naturlatex wählen oder das Öl im Wirbelsäulenbereich auftragen und über die Lenden verstreichen. Petrochemische Stoffe können von ätherischen Ölen gelöst werden, sodass ein konventionelles Kondom eventuell weniger verlässlich würde.

Special for her

Mit einer Mischung aus Orange und Zypresse können Sie Genuss und Hingabe fördern. Der Duft der Orange entspannt, reduziert das Stresshormon Cortisol und hebt die Stimmung. Die Zypresse verbessert die Durchblutung und wirkt als pflanzliches Östrogen. Dadurch werden Liebkosungen intensiver wahrgenommen.

Vermengen Sie 3–5 Tropfen Orange und 3–5 Tropfen Zypresse mit 20 ml neutralem Trägeröl, und tragen Sie diese Mischung auf der Innenseite Ihrer Arme, Ihrer Oberschenkel und unterhalb des Nabels auf. Für noch mehr Sinnlichkeit können Sie sie auch von Ihrem Partner auftragen lassen.

Sexy Scent

Die Parfümindustrie lebt davon, anziehende Düfte zu entwickeln. Männerdüfte sollen Power, Potenz und Attraktivität vermitteln, Frauendüfte verführerisch und etwas exotisch sein. Die Parfüms, die heutzutage produziert werden, bestehen allerdings zu einem großen Teil aus künstlichen Inhaltsstoffen. Würden nur natürliche ätherische Öle verwendet werden, würde das den Preis der Parfüms deutlich anheben.

Meine Erfahrung, die mir auch von vielen anderen bestätigt wurde, ist, dass wer reine ätherische Öle verwendet, keine synthetischen Parfüms mehr verträgt. Ich selbst mache einen großen Bogen um Parfümerien, da mir der Geruch Kopfschmerzen bereitet.

Stattdessen können Sie ätherische Öle wie ein Parfüm pur hinter dem Ohr auftragen. Wenn Ihnen der Duft zu schwer ist, können Sie sie auch mit einem Trägeröl verdünnen oder eine Mischung auf Alkoholbasis zusammenstellen.

Anteil an ätherischen Ölen:

- Parfüm: 15–25 %
- Eau de Parfum: 10–14 %
- Eau de Toilette: 6–9 %

Als Basis für ein natürliches Parfüm dient 96%iger Weingeist aus der Apotheke.

Männerduft

Vermengen Sie 10 ml Weingeist mit je 10 Tropfen Zeder, Kiefer und Blaufichte. Dieser Duft ist ein Testosteronbooster. Nach Belieben können Sie die Mischung mit Hinoki und Sandelholz verfeinern.

Damenduft

Mischen Sie 10 ml Weingeist mit je 10 Tropfen Zypresse, Jasmin und Orange. Das Parfüm wirkt entspannend und ist ein Östrogenbooster.

Wenn Sie einmal damit angefangen haben, werden Sie feststellen, wie viel Spaß es macht, ganz eigene Mischungen zu kreieren. Besonders interessante Parfüms können Sie erschaffen, wenn Sie holzige, blumige und würzige Noten miteinander kombinieren. Solche Duftkompositionen stellen auch ein schönes, individuelles Geschenk dar. Erkunden Sie spielerisch die Welt der Düfte, und lassen Sie Ihrer Kreativität freien Lauf!

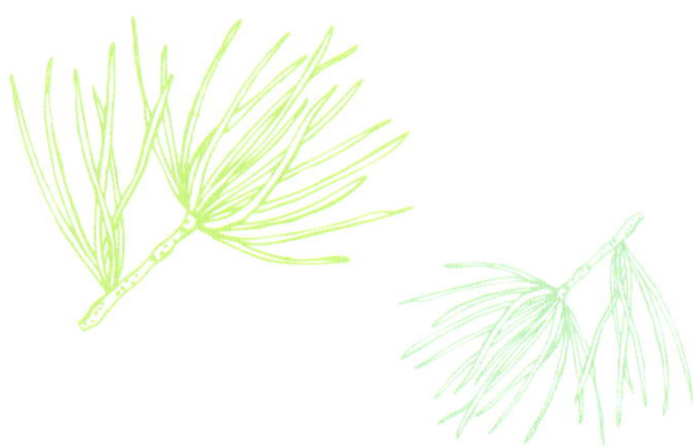

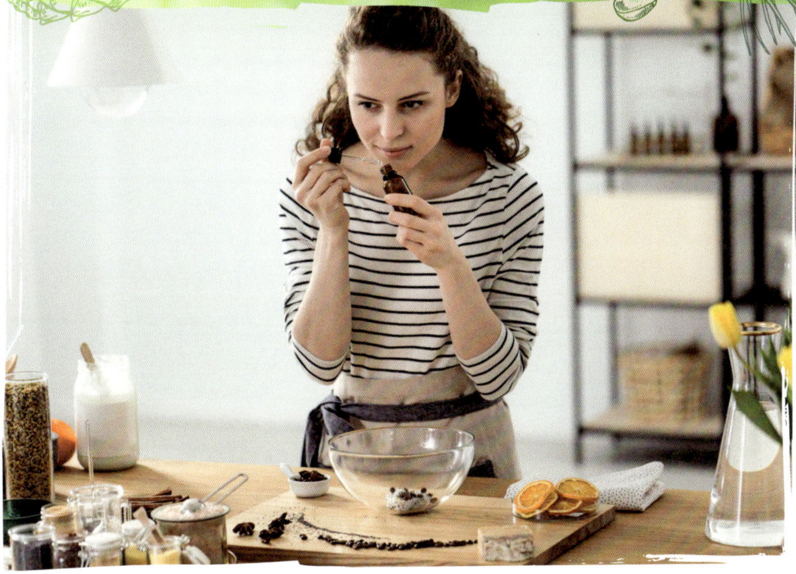

ERFAHRUNGEN MIT ÄTHERISCHEN BAUMÖLEN

Jennifer Lisa Fleck:
Ich finde, die Baumöle wirken sehr erdend, sie bringen mich zurück zum Ursprung, den Wurzeln. Ich verwende sie gern fürs Massieren oder, wenn ich Lymphdrainagen mache. Dann verteile ich die Öle gern auf den Handgelenken. Da haben der Patient und ich etwas von.

Nach einem anstrengenden Tag, mit vielen Menschen um mich herum, gebe ich die Baumöle in den Diffuser. Das beruhigt und stabilisiert mich.

Martina Kirchmayer:
Meine jüngste Tochter hatte letztes Jahr im Sportunterricht eine Lehrkraft, mit der fast alle Kinder der Grundschule Probleme hatten. Meine Tochter ist relativ gut aufgestellt und hat immer versucht, einem

direkten Konflikt aus dem Weg zu gehen. Als kleiner »Öljunkie« nutzt sie die Öle sehr intensiv und sucht sich immer ätherische Öle aus unserem großen Sortiment aus, die sie unbedingt braucht. Die Situation im Sportunterricht spitzte sich immer mehr zu. Manche Kinder wollten am Sporttag gar nicht mehr in die Schule gehen. Eines Morgens stand sie vor dem Ölregal und fischte sich eine Baumöle-Mischung heraus mit den Worten: »Mama, das brauche ich heute!« Gesagt, getan: Drauf aufs Kind, und ab in die Schule mit ihm. Danach habe ich recherchiert und darüber nachgedacht, warum eine 7-Jährige diese besondere Baumöle-Mischung braucht. Ich wurde auch schnell fündig: »Schutz und Stärke« – also eine perfekte Kombination, um mit der Art der Lehrerin besser zurechtzukommen. Spannend, dass sie wohl genau gespürt hat, welches Öl das richtige für sie ist, denn zu dem Zeitpunkt konnte sie weder richtig lesen, noch weiß sie wirklich, was die Öle mit einem machen.

Christine Gref:

Für mich gibt es nur einen wirklichen Baum: die Balsamtanne! Vor jeder energetischen Anwendung (in Kombination mit einer Ölmischung, die die eigene Potenzialentfaltung fördert) Fläschchen auf, und los geht's. Erdung nach unten, als ob mir dicke, starke Wurzeln aus den Füßen wachsen würden. Anbindung nach oben zur Geistigen Welt. Ausrichtung und Stärke in der gesamten Wirbelsäule. Und dann dieser Duft! Er erinnert mich an Weihnachten. Als stünde ich unter dem geschmückten Christbaum und strahlte mit ihm um die Wette. Ich liebe Weihnachten. Da ist die Welt für mich in Ordnung. Überall Lichterglanz, die Menschen besinnen sich wieder aufeinander und nehmen sich in den Arm. Verbringen Zeit miteinander … Mit der Balsamtanne kann ich jeden Tag Weihnachten haben, kann gut geerdet und doch sicher nach oben angebunden mein inneres Strahlen in die Welt hinaustragen. Damit jede Begegnung mit allen Menschen dem höchsten Wohl dient. Ich bin unsäglich dankbar und täglich in Weihnachtsstimmung. Danke an diese Essenzen, das Wunder in Flaschen!

Christiane Scheer:

Mein Junior ist ein Luftikus. Im Frühjahr wollte er mit seinen 4 Jahren unbedingt schwimmen lernen. Also haben wir ihn beim Schwimmkurs angemeldet. Er hat seine Sache total gut gemacht, bis sie eines Tages ohne Schwimmreifen schwimmen gegangen sind. Er hat sich nicht richtig getraut und nur Wasser geschluckt.

Vor der nächsten Einheit hat er dann Zypresse und eine Ölmischung, die das Selbstbewusstsein und den Mut fördert, auf die Fußsohlen bekommen. Siehe da, er schwamm wie eine Eins eine ganze Schwimmbeckenlänge, ohne mit der Wimper zu zucken.

Bei der darauffolgenden Einheit vergaß ich die Öle. Tja, Junior konnte nicht mehr schwimmen. Er wollte nur mit der Schwimmnudel die Armbewegungen machen und hat wieder viel Wasser geschluckt.

Als eine Woche später die nächste Einheit auf dem Programm stand, hat er von sich aus Öle verlangt. Tja, was soll ich sagen? In dieser Stunde hat er sein erstes Schwimmabzeichen gemacht!

Anneliese Klobe:

Ich bin zur Zeit auf dem Zedernholzöltrip. Ich kann nicht mehr ohne. Ich liebe diesen Geruch. Er bringt mich in andere Sphären, und ich fühle mich so wohl. Ich bin ja ein »Waldkind«, da ich im Bayerischen Wald geboren wurde und als Kind viel im Wald war. Bei mir wird jede Nacht mit dem Zedernholzöl diffundiert, da ich auch meine Visionen haben möchte. Einige sind schon da und wollen nur noch umgesetzt werden. Wie gesagt, dieses Öl ist für mich der Hit. Es hat einen »Suchtfaktor« im positiven Sinne.

Bettina Lahner:

Ich liebe die Baumöle zum Erden, zum Runterkommen und, um das Rad in unserem Kopf mal anzuhalten. Ich liebe eine besondere Baummischung, bei der ich das Gefühl habe, hoch oben auf einem Berg zu stehen. Ich nenne es gern mein »Es ist mir wurscht«-Öl … Das sagt genau das aus, wofür die Baumöle stehen: Nicht so viel über alles nachdenken.

NACHWORT

Nun haben wir eine richtige Weltreise in das Reich der Bäume miteinander unternommen.

Egal, in welchem Kulturkreis die Bäume wachsen, sie wurden von den Menschen immer schon als etwas Besonderes angesehen und nicht selten als »heilig« eingestuft: bei den Kelten, den Ureinwohnern Amerikas, im Orient, bei den Aborigines in Australien, in Asien, in Russland – überall!

Heute können wir aufgrund der Wissenschaft und moderner Messinstrumente erklären, warum welche Wirkbestandteile im ätherischen Öl wie wirken. Das konnten die Menschen lange Zeit nicht, doch sie haben die unterstützende Wirkung der Bäume eben gespürt und erlebt.

Wann immer Sie die Möglichkeit haben, gehen Sie hinaus in die Natur und in den Wald! Machen Sie Rast am Fuße eines Baumes, und genießen Sie die Atmosphäre und den Duft. Das ist das Beste, was wir in unserer zivilisierten Welt tun können, um uns immer wieder mit natürlicher Energie aufzuladen und anzufüllen.

Unsere Zellen brauchen den Anschluss an die Natur, und wenn kein »Waldbaden« möglich ist, dann ist die beste Möglichkeit die Anwendung der ätherischen Baumöle.

Die ätherischen Öle der Bäume aus der ganzen Welt fördern die Balance auf körperlicher, emotionaler und mentaler Ebene auf ganz besondere Weise. Es ist eine Freude, mit diesen Essenzen zu arbeiten und die unterschiedlichen Wirkakzente selbst zu erleben.

Probieren Sie es einfach aus! In diesem Sinne wünsche ich Ihnen eine »dufte« Zeit. Möge die Kraft der Bäume immer mit Ihnen sein!

Herzlichst

Karin Opitz-Kreher

LITERATURVERZEICHNIS

Bücher

Arvay, Clemens G.: Der Biophilia-Effekt – Heilung aus dem Wald. Edition A, Wien, 2015

Hageneder, Fred: Die Weisheit der Bäume. Franckh-Kosmos, Stuttgart, 2014

Libido, Lucy: Lucy Libido Says … There's an Oil for THAT: A Girlfriend's Guide to Using Essential Oils Between the Sheets. CreateSpace, USA, 2016

Life Science Publishing (Hrsg.): Ätherische Öle – Nachschlagewerk. Life Science Publishing, Lehi/Utah (USA), 2014

Megre, Wladimir: Die klingenden Zedern Russlands. Wega, Frankeneck, 2000

»Naturgemäß leben im neuen Zeitalter« (Zeitschrift). Wassermann Arbeitsgemeinschaft, Karlsruhe, Nr. 87 September 2018

Schnaubelt, Kurt: Neue Aromatherapie – Gesundheit und Wohlbefinden durch ätherische Öle. Hrsg. von Jean Pütz. VGS, Köln, 1995

Schuster, Siegmund: Die Lichtkraft des Baumes. Eigenverlag, Birstein, 2010

Webseiten

www.aetherische-oele.net

www.apomio.de/blog/artikel/faszinierende-wirkung-der-waldluft

www.ätherisches-öl.com

www.aureliasan.de

www.botanyfarms.com/blog/what-is-guaiol/

www.br.de/themen/wissen/weihrauch-myrrhe-weihrauchstrasse-seidenstrasse-100.html

www.cannasos.com/news/cannabis-101/delta-3-carene-the-terpene-that-reduces-inflammation-and-repairs-bones

www.chemie.de

www.conifersociety.org/conifers/chamaecyparis-formosensis/

www.docjones.de/wirkstoffe/weisser-sandelholzbaum

www.fooodworld.com/2017/09/27/biophilia-ueber-die-heilkraft-des-waldes/
www.iplantz.com/plant/1040/melaleuca-cajuputi
www.japanwelt.de/blog/hinoki-holzbadewanne/
www.klimawandelgehoelze.de
www.kraeuter-buch.de/glossar/myrcen-282.html
www.labeffects.com/terpene-glossary-alpha-terpinene/
www.lwf.bayern.de/waldbau-bergwald/waldbau/172427/index.php
www.native-spirit.eu
www.oelerini.com
www.pasiora.com/blog/die-botanischen-namen-von-pflanzen/
www.pflanzenforschung.de/de/themen/lexikon/monoterpene-10102
www.pharmazeutische-zeitung.de/ausgabe-222006/pharmakologie-ausgewaehlter-terpene/
www.pubmed.gov
www.raeucherguru.info
www.rtaiwanr.com/alishan/giant-tree-trail
www.sciencedirect.com/topics/chemistry/myrtenol
www.teebaumoel.net/teebaumoel-inhaltsstoffe.html
www.tree-secrets.com/western-red-cedar-tree/
www.umweltnetz-schweiz.ch/themen/bildung/2807-artikelserie-wald-oekosystem-geschichte-des-waldes.html
www.waldkindergarten-indersdorf.de
www.waldwissen.net/de/lebensraum-wald/baeume-und-waldpflanzen/nadelbaeume/die-weisstanne-abies-alba
www.waschkultur.de
www.welt-der-indianer.de
www.wikipedia.org/wiki/Old_Tjikko
www.wissen.de/lexikon/kopal
www3.hhu.de

ÜBER DIE AUTORIN

Karin Opitz-Kreher arbeitete als Sparkassenbetriebswirtin, bis sie sich im Jahr 2000 mit einem Wellness- und Energiezentrum selbstständig machte. Durch eigene gesundheitliche Herausforderungen mit Anfang 20 beschäftigte sie sich schon früh mit dem Thema »ganzheitliche Gesundheit«. Sie hat Ausbildungen in Aura Soma, Aura Soma Bodywork und Fußreflexzonenharmonisierung absolviert, ist Meditationsgruppenleiterin nach Ralph Jordan und Biofeedback-Therapeutin mit dem SCIO-System zur Stressreduktion und Systemharmonisierung. Durch die Begegnung mit den besonderen ätherischen Ölen mit allen Wirkbestandteilen im Jahr 2013 wurde in ihr eine tiefe Sehnsucht nach altem Wissen wiedererweckt. Durch ihre eigene konsequente, regelmäßige Anwendung der ätherischen Öle in allen Lebenslagen erlebt sie selbst täglich die Kraft der Natur. Ihre sich entwickelnden Talente und Fähigkeiten lebt sie heute als Autorin, Sprecherin und Referentin, indem sie ihr Wissen national und international in Workshops, auf Online-Kongressen und in ihren Büchern weitergibt.

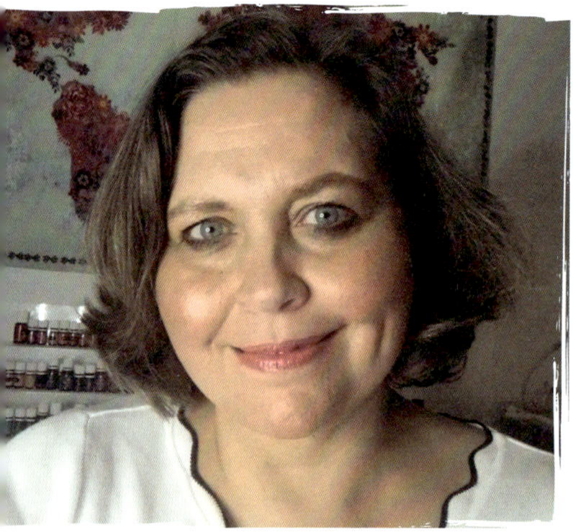

www.lebeenergetisch.de

Kontaktmöglichkeit zu den Autoren der Gastbeiträge

Christa Opitz-Böhm: christa@opitz-boehm.de

Felicitas Besser: www.besser-in-balance.de

Sabrina Dengel: www.sabrinadengel.at

Katharina Böhm: ks.boehm@web.de

Ätherische Öle für alle Fälle

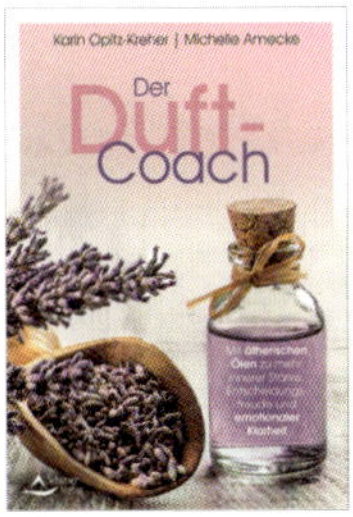

Karin Opitz-Kreher &
Michelle Amecke
Der Duft-Coach
Mit ätherischen Ölen zu mehr innerer Stärke, Entscheidungsfreude und emotionaler Klarheit
280 Seiten
ISBN 978-3-8434-1476-0

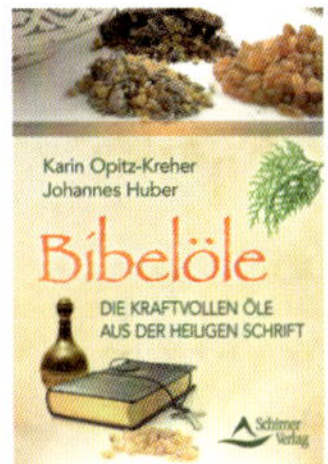

Karin Opitz-Kreher &
Johannes Huber
Bibelöle
Die kraftvollen Öle aus der Heiligen Schrift
112 Seiten
ISBN 978-3-8434-5112-3

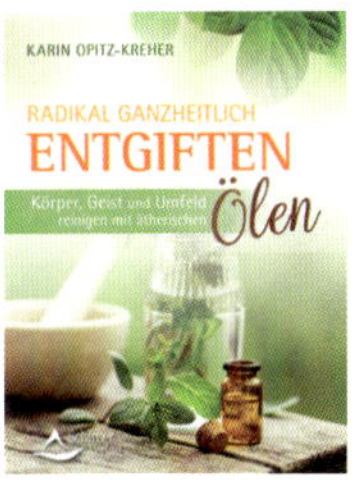

Karin Opitz-Kreher
Radikal ganzheitlich entgiften
Körper, Geist und Umfeld reinigen mit ätherischen Ölen
144 Seiten
ISBN 978-3-8434-1369-5

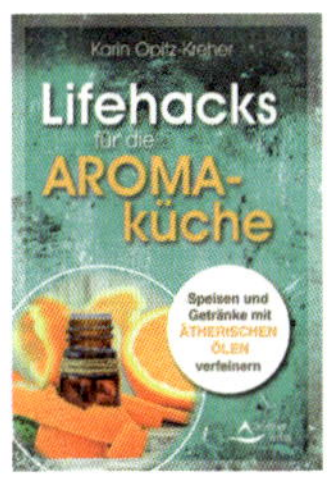

Karin Opitz-Kreher
Lifehacks für die Aromaküche
Speisen und Getränke mit ätherischen Ölen verfeinern
192 Seiten
ISBN 978-3-8434-1495-1

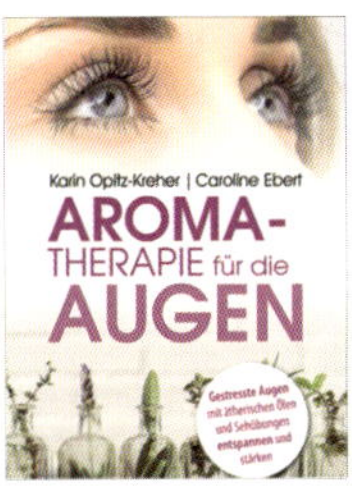

Karin Opitz-Kreher & Caroline Ebert
Aromatherapie für die Augen
Gestresste Augen mit ätherischen Ölen und Sehübungen entspannen und stärken
176 Seiten
ISBN 978-3-8434-1496-8

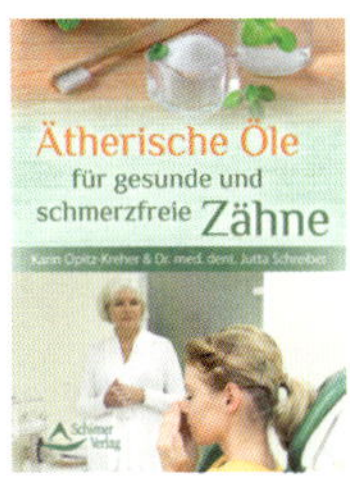

Karin Opitz-Kreher &
Dr. med. dent. Jutta Schreiber
Ätherische Öle für gesunde und schmerzfreie Zähne
128 Seiten
ISBN 978-3-8434-1328-2

Schirner Verlag

Danke für deine REZENSION

– Gemeinsam sind wir mehr –

Liebe Leserin, lieber Leser,

von Herzen danken wir dir, dass du dieses Buch in den Händen hältst und es bis zum Ende gelesen hast. Das bedeutet uns, dem Schirner Verlag und seinen Autoren, sehr viel. Aus voller Überzeugung und mit Hingabe widmen wir uns seit vielen Jahren Themen, die unser aller Lebensqualität und Bewusstwerdung dienlich sind, und hoffen, einen Beitrag für eine lichtvollere Welt leisten zu können. Wenn dir unsere Arbeit gefällt, möchten wir dich bitten, dir einige Minuten Zeit zu nehmen, um dieses Buch zu rezensieren. Warum? Die meisten Menschen lesen Rezensionen, bevor sie ein Buch kaufen, da sie hierdurch einen Eindruck bekommen, ob und wie der Inhalt des Buches den Leser erreicht hat. Eine kurze Rezension ist dabei ebenso hilfreich wie eine lange, sehr ausführliche. Um es auf den Punkt zu bringen:

Eine Rezension ist heutzutage die beste Werbung für ein Autorenwerk!

Wenn du den Schirner Verlag und seine Autoren neben dem Buchkauf auch anderweitig unterstützen willst, dann bitten wir dich: Schreibe für jedes Werk eine Rezension – vielleicht als persönliche Leseempfehlung für die Buchhandlung in deiner Nähe oder online, z. B. beim Schirner Verlag. Das wäre nicht nur eine Wertschätzung für die Autoren, sondern kann dazu beitragen, dass die Verkaufszahlen steigen und der Schirner Verlag auch in herausfordernden Zeiten Bestand hat.

WIE SCHREIBT MAN EINE REZENSION?

Grundsätzlich sollte eine Rezension aus der eigenen, subjektiven Sicht geschrieben werden, da es sich um eine persönliche Meinung handelt. Du kannst in zwei Sätzen deine Gedanken zu dem Buch äußern oder eine längere Rezension verfassen. Falls du nicht weißt, wie du beginnen sollst, hier ein paar Anregungen:

- War das Buch leicht verständlich geschrieben? Wie hat dir die Sprache gefallen? Wie empfandest du die Aufteilung der verschiedenen Themen?
- War es unterhaltsam? War es deiner Meinung nach mit Herzblut und Liebe geschrieben? Wie hat es auf dich gewirkt?
- Hat es dein Herz berührt? Konntest du dich wiederfinden?
- War es tief greifend genug? Hast du viel Neues gelernt?
- Hat es gehalten, was der Titel und die Buchbeschreibung versprochen haben? Hat es deine Erwartungen erfüllt?
- Was macht das Buch besonders? Warum sticht es heraus im Vergleich zu anderen Büchern, die ein ähnliches Thema behandeln?
- Würdest du das Buch weiterempfehlen oder verschenken?

Dankeschön

BILDNACHWEIS

Bilder von der Bilddatenbank www.shutterstock.com

Layoutelemente: Nadelzweig: # 1033025128 (© aniok), Zapfen: # 778006015 (© aniok), Fläschchen: # 391566841 (© aninata), Balken oben: # 1468719389 (© 100Y Design), Balken unten: # 606468305 (© Romolo Tavani), Symbol Übungen: # 298605461 (© Alexander Ryabintsev), Symbole Anwendungen: # 459112666 (© Nadiinko), Hintergrund Übungen: # 281098889 (© Chinnapong), Kreis Baumbilder: # 74677840 (© Cienpies Design)

S. 1,7,43,67 # 2026315766 (© Olesia Bech,) S. 3 # 637930921 (© Olinchuk), S. 6/7 # 496390561 (© Guenter Albers), S. 8 # 547370281 (© Roxana Bashyrova), S. 9 # 1197597214 (© Anna Ok), S. 10 # 75217972 (© Imageman), S. 13 # 650380645 (© Kostiantyn), S. 14 # 1208179807 (© Andrey Armyagov), S. 17 # 1033445749 (© hjochen), S. 18 # 592809257 (© semccorm), S. 19 # 1112081108 (© New Africa), S. 21 # 1788330536 (© El Gavilan), S. 23 # 363276158 (© Photobac), S. 28 # 288463079 (© Iryna Denysova), S. 28/29 # 1024779328 (© Villi-Vinki), S. 30 # 545333626 (© Africa Studio), S. 33 # 556357747 (© shutternelke), S. 34 # 1049141432 (© Africa Studio), S. 35 # 574215460 (© Studio 72), S. 38 # 1244451196 (© Madeleine Steinbach), S. 39 # 115110742 (© postolit), S. 39 # 521083894 (© Africa Studio), S. 40 # 193231376 (© AS Food studio), S. 41 # 1423090610 (© New Africa), S. 43 # 1177081756 (© ver0nicka), S. 47,59 # 407073997 (© Anna Om), S. 49 # 1146855902 (© APugach), S. 51 # 1271609677 (© Madeleine Steinbach), S. 53 # 117650716 (© Hamster-Man), S. 54 # 1139275919 (© bjphotographs), S. 60 # 1157050951 (© AlexandrDv), S. 61 # 1176101893 (© Goreslavets Tatiana), S. 62 # 739948201 (© Velveteye), S. 63 # 1397231903 (© New Africa), S. 63 # 594072686 (© Volcko Mar), S. 64 # 1261892884 (© COULANGES), S. 65 # 1299214078 (© ronstik), S. 65 # 1147217369 (© Madeleine Steinbach), S. 66 # 438770302 (© guentermanaus), S. 68 # 1163778166 (© HHelene), S. 70 # 2065603448 (© Akif CUBUK), S. 71 # 1480763675 (© aga7ta), S. 76 # 290014520 (© ChWeiss), S. 78 # 1324373354 (© Pavlovska Yevheniia), S. 78 # 1134613304 (© Anna Ok), S. 79 # 251927404 (© ID1974), S. 80 # 255520282 (© ID1974), S. 82 # 182472887 (© Olga Miltsova), S. 82 # 1034033218 (© FamVeld), S. 86 # 1154435977 (© aslysun), S. 87 # 378684115 (© Twin Sails), S. 91 # 1130254553 (© R. Maximiliane), S. 93 # 145944995 (© pio3), S. 95 # 2043611165 (© maxbelchenko), S. 97 # 1288347904 (© Formatoriginal), S. 102 # 445741000 (© Moolkum), S. 102 # 681237088 (© Madeleine Steinbach), S. 104 # 743391883 (© somsak nitimongkolchai), S. 106 # 1537119731 (© Megan Marie Weaver), S. 107 # 1288355623 (© Formatoriginal), S. 108 # 1669733422 (© LifeisticAC), S. 109 # 45360097 (© photogal), S. 109 # 403132198 (© Luna Vandoorne), S. 110 # 137615888 (© Vladimir Melnik), S. 112 # 681237088 (© Madeleine Steinbach), S. 114 # 234303655 (© B-D-S Piotr Marcinski), S. 115 # 1040549425 (© hjochen), S. 117 # 543883711 (© Jurate-Buiviene), S. 120 # 1048968938 (© Barna Tanko), S. 122 # 1585249372 (© spline_x), S. 123 # 596210840 (© MRizly), S. 125 # 1844127508 (© IamBijayaKumar), S. 125 # 722398414 (© AmyLv), S. 127 # 664423522 (© StockImageFactory.com), S. 128 # 557115583 (© Zygosia), S. 129 # 685313011 (© NOPPHARAT7824), S. 129 # 115788049 (© Scisetti Alfio), S. 130 # 1622275264 (© K.Decor), S. 131 # 341652494 (© alybaba), S. 132 # 1608449128 (© K.Decor), S. 132 # 1269136867 (© Formatoriginal), S. 133 # 1209654775 (© Peter Krisch), S. 134 # 611403152 (© Africa Studio), S. 135 # 1951878079 (© Vipul1989), S. 136 # 494021449 (© Africa Studio), S. 138 # 1794916555 (© TuktaBaby), S. 139 # 1124879465 (© spline_x), S. 140 # 1541792747 (© NOPPHARAT7824), S. 141 # 1136633963 (© yul38885), S. 142 # 1219863433 (© KarenHBlack), S. 143 # 130448483 (© Kzenon), S. 144 # 394932550 (© Scharfsinn), S. 147 # 1533877826 (© Standret), S. 150 # 1855735816 (© Microgen), S. 151 # 1397220467 (© New Africa), S. 152 # 57712279 (© mykeyruna), S. 154 # 1458200552 (© Zadorozhna Natalia), S. 156 # 1530910886 (© Look Studio), S. 159 # 1857772768 (© Microgen), S. 161 # 625345199 (© FGC), S. 162,164,165,166 # 1154653372 (© M. Schuppich), S. 163 # 2072559002 (© Arkhipenko Olga), S. 167 # 279455324 (© everst), S. 169 # 1438460327 (© worawit_j), S. 173 # 1060374482 (© Photographee.eu), S. 176/177 # 49617541 (© szefei)

S. 25–27, 88–90 (Katharina Böhm): © Christa Opitz-Böhm
S. 36, 37 (Reflexzonen): © Schirner Verlag
S. 100 (Gordana Nanshee Heyden): © Branka Kokol